CW01465676

Dieta Keto

La Guía para iniciarse, perder peso y mejorar la salud

Copyright © 2021 Barbara White

SOME RIGHTS RESERVED

Esta versión digital tiene una licencia Creative Commons que permite solo usos no
comerciales de la obra y requiere en todo momento
dar al creador de la obra la atribución correspondiente. Para más información
sobre esta licencia visite la siguiente dirección de Internet:

https://creativecommons.org/licenses/by-nc-nd/4.0/

Cualquier uso comercial de esta obra debe ser previamente consultado, autorizado
expresamente y contratado exclusivamente con el autor y titular de los derechos de
autor. Puede encontrar más especificaciones sobre el autor y las condiciones de esta
licencia visitando:

https://devocionalesmujeres.blogspot.com

El editor y la autora de este libro no son responsables de ninguna manera por
los efectos adversos que surjan directa o indirectamente como resultado de la
información proporcionada en este libro.

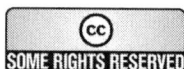

Dedicatoria

Este libro está dedicado a todas aquellas personas insatisfechas con el conocimiento moderno de la nutrición, ese conocimiento que nunca les ha ayudado a perder peso o mejorar su salud ... ¡y muy probablemente empeoró las cosas considerablemente!

Introducción

Voy a compartir sobre qué es la dieta cetogénica y cómo empezar una dieta cetogénica, fácil rápido y sencillo.

La dieta cetogénica está recibiendo una buena aceptación en el régimen dietético, ya que ha resultado ser una forma muy eficaz para el descenso de peso y recuperar la vitalidad. Esta dieta es alta en grasas y baja en carbohidratos, reduce los carbohidratos y los reemplaza con grasas, en alrededor del 60 al 70 por ciento de la ingesta total de calorías. Como resultado, solo del 5 al 10 por ciento de los carbohidratos constituyen la fuente de calorías y el resto es proteína, es decir, del 15 al 20 por ciento de la ingesta total de calorías. Esta disminución de carbohidratos y el aumento de grasa obliga al cuerpo a entrar en cetosis donde el cuerpo recurre a las grasas almacenadas como su principal fuente de energía, así comienza la magia del descenso de peso y recuperar la vitalidad.

Lista de alimentos NO y SI

Todos estos alimentos se basan en la idea de que estamos más sanos, tanto mental como físicamente, cuando eliminamos los alimentos inflamatorios de nuestra dieta.

¿Qué es un alimento inflamatorio? Los inflamadores son alimentos que no formaban parte de las comidas diarias de nuestros antepasados cazadores-recolectores, pero que aparecieron más tarde en la historia, después de que la agricultura echara raíces. Los comestibles como los cereales, los lácteos, los azúcares añadidos y los alimentos procesados son los grandes problemas del mundo de la alimentación y están relacionados con las "enfermedades de la civilización", cosas desagradables que incluyen enfermedades cardíacas, diabetes, enfermedades autoinmunes y cánceres.

Cuando dejamos de comer esos ingredientes problemáticos, no solo luchamos contra las enfermedades, todo en nuestras vidas mejora. Sé que es una afirmación audaz, ¡pero es verdad! Lo que ponemos en nuestro cuerpo forma la base de nuestro estado de ánimo, nuestra energía, nuestra creatividad y nuestra vitalidad. Cuando alimentamos nuestro cuerpo con alimentos aprobados de la dieta "Paleo", nuestros niveles de energía son mejores, nos vemos años más jóvenes y disfrutamos más de la vida.

LA LISTA "NO"

Granos: Trigo, maíz, cebada, centeno, avena, arroz integral, mijo, espelta, bulgur, cuscús, …

Verduras: Porotos de soja, lentejas, frijoles pintos, frijoles rojos, maní, garbanzos, frijoles, …

Azúcar agregada: Refrescos, repostería, bollería, zumos de frutas, zumo de caña, azúcar de caña, sirope de maíz rico en fructificación, agave, aspartamo ...

Aceites de semillas vegetales: Aceite de soja, aceite de cacahuete, aceite de maíz, aceite de canola, margarina, aceite de girasol, aceite de cártamo, aceite de semilla de algodón, …

Alimentos procesados: La mayoría de los alimentos tienen ingredientes que no parecen provenir directamente de la naturaleza. Esto incluirá la mayoría de los alimentos empaquetados comercialmente.

Lechería: Leche, queso, yogur, helado ...

LA LISTA "SI"

Filete Carne: Ternera, cerdo, cordero, ternera, conejo, cabra, oveja, bisonte, jabalí.

Filete Carne de caza: Ciervo, faisán, oso, alce, becada, alce, pato, conejo, reno, pavo salvaje.

Pollo Aves de corral: Pollo, pavo, pato, codorniz, oca.

Pescado: Salmón, atún, trucha, lubina, fletán, lenguado, eglefino, rodaballo, lucioperca, tilapia, bacalao, pez plano, mero, caballa, anchoa, arenque, bagre.

Cangrejo Mariscos: Cangrejo, langosta, camarón, vieiras, almejas, ostras, mejillones.

Aceite Grasas: Aguacates, aceite de aguacate, aceite de oliva, aceite de coco, mantequilla, mantequilla clarificada (ghee), manteca de cerdo, sebo, grasa de pato, grasa de ternera, grasa de cordero, pescados grasos (sardinas, caballa, salmón), mantequillas de nueces, aceites de nueces (nuez, macadamia), pulpa de coco, leche de coco.

Huevos: Huevos de gallina, huevos de pato, huevos de gallina, huevos de codorniz.

Verduras: Apio, tomates, pimientos morrones, cebollas, puerros, colinabos, cebollas verdes, berenjenas, coliflor, brócoli, espárragos, pepinos, coles, coles de Bruselas, alcachofas, quimbombó, aguacates.

Vegetales de hoja verde: Lechuga, espinaca, berza, col rizada, remolacha, hojas de mostaza, diente de león, acelga, berros, nabos, algas, escarola, rúcula, bok choy, rapini, achicoria, achicoria

Verduras de raíz: Zanahorias, remolachas, nabos, chirivías, colinabos, batatas, rábanos, alcachofas de Jerusalén, ñame, mandioca.

Calabaza butternut, calabaza espagueti, calaba, calabaza, calabaza botón de oro. Calabacín, calabaza amarilla de verano, calabaza amarilla crookneck.

Frutas: Plátanos, manzanas, naranjas, bayas (fresa, arándano, arándano, mora, frambuesa), plátanos, pomelos, peras, melocotones, nectarinas, ciruelas, granadas, piña, papaya, uvas, melón, cerezas, albaricoque, sandía, melón dulce, kiwi, limón, lima, lichi, mango, mandarina, coco, higos, dátiles, aceitunas, maracuyá, caqui.

Nueces y semillas: Pistachos, nueces de Brasil, semillas de girasol, semillas de sésamo, semillas de chía, semillas de lino, semillas de calabaza (pepitas), nueces, nueces, piñones, nueces de macadamia, castañas, anacardos, almendras, avellanas.

Hongos: Champiñón, portabello, hongo ostra, shiitake, rebozuelo, crimini, porcini, morilla.

Hierbas frescas y secas: Perejil, tomillo, lavanda, menta, albahaca, romero, cebollino, estragón, orégano, salvia, eneldo, laurel, cilantro.

Especias y otros: Jengibre, ajo, cebolla, pimienta negra, pimientos picantes, anís estrellado, semillas de hinojo, semillas de mostaza, pimienta de cayena, comino, cúrcuma, canela, nuez moscada, pimentón, vainilla, clavo, chiles, rábano picante.

¿Es Paleo? Los siguientes artículos cubren alimentos que a menudo generan preguntas: miel , jarabe de arce , papas , té , mantequilla , lácteos , vinagre , embutidos , salchichas , chocolate, café y alcohol, sea moderado.

¿Qué es la dieta cetógenica?

La dieta cetogénica se basa en tres principios: 1) restringirse casi en su totalidad de la ingesta de carbohidratos, 2) consumir una cantidad moderada de proteínas y 3) y adoptar una alta ingesta de grasas. A pesar que todo el tiempo se nos ha dicho que la grasa es mala, que no debemos de comer grasa, en esta dieta es todo lo contrario.

Es importante que sepas cómo es que funciona esta dieta en nuestro cuerpo, como es posible que comiendo grasas vamos a adelgazar, si toda la vida se nos ha dicho que no consumamos grasas.

El cuerpo tiene dos fuentes principales de energía uno de ellos es el de la glucosa que está compuesta por carbohidratos y la segunda son las cetonas que está compuesta principalmente por grasas. Cuando consumes muchos carbohidratos como lo son las harinas, los panes, las tortillas, y las pastas, todo estos aumentan nuestro índice glucémico o sea el azúcar en la sangre.

¿Cómo funciona?

Energía por glucosa

La glucosa desde la perspectiva nutricional, es un azúcar de composición simple (monosacárido) que ingresa al organismo a través de los alimentos. Durante el proceso de la digestión, se ejecutan una cadena de transformaciones químicas, a lo largo del tubo digestivo, que transforma los alimentos en sustancias más pequeñas, los nutrientes, y éstos a su vez se descomponen en elementos aún más pequeños. Por ejemplo, los alimentos ricos en hidratos de carbono se transforman en glucosa, que es su componente más simple. Al alcanzar el intestino delgado, pasa a la sangre y del torrente circulatorio ingresan a las células.

La sangre se ocupa de transportar a la glucosa al hígado, al cerebro y a las demás células del cuerpo. Para ingresar en las células y poder ser utilizada como combustible, necesita la intervención de la insulina. Esta hormona es como la llave que, encajada en la cerradura, abre la puerta de las células. Las células del sistema nervioso y el cerebro son las únicas de todo el organismo que reciben glucosa directamente del torrente sanguíneo, sin la intervención de la insulina. Para estas células es la fuente exclusiva de energía.

Energía por cetonas

Cuando el cuerpo no es capaz de emplear la glucosa como fuente de energía, recurre a las cetonas que son moléculas que se producen a partir de la descomposición de la grasa para combustible, cuando tienes mucha hambre o estás falto de carbohidratos. Este proceso metabólico por el cual se producen los cuerpos cetónicos como resultado del catabolismo de los ácidos grasos, se denomina Cetogénesis o Lipólisis.

Estas son las dos fuentes de energía para nuestras funciones primarias, para movernos, para despertarnos, para parpadear, para todo esto, pero en el momento en que restringís la ingesta de carbohidratos, entonces el cuerpo dice, ah caray entonces ahora qué hago, si ya no tengo esos carbohidratos que me daban energía, se va a ir a las grasas, las grasas que ya tenemos depositadas, que tenemos como reserva en nuestro cuerpo y prácticamente se está comiendo a sí mismo para tener esa energía.

Es allí donde empezás a perder peso, cuando el cuerpo empieza a ignorar los carbohidratos porque ya no los encuentra, ya no los tiene en suficiente cantidad, pues no le queda de otra, más que voltear a ver a las grasas, a descomponerlas en cetonas, cuando este proceso sucede, cuando este cambio sucede, en tu cuerpo a eso se le llama que tu cuerpo está en cetosis.

Para mover un pie, para alzar la mano, para bañarnos, para todo eso estamos utilizando la grasa que está en nuestro cuerpo. Imagínate qué maravilloso es eso, cuando esto está sucediendo en el cuerpo ocurren muchísimas cosas muy benéficas para nuestro cuerpo.

Primero, quemamos grasa y no se pierde el músculo, contrariamente a otras dietas, que cuando haces ejercicio también se pierde músculo. En este caso cuando la cetosis está ocurriendo en tu cuerpo lo que estás perdiendo es solamente grasa no estás perdiendo músculo, así que lo más beneficioso en cuestión de vanidad es que estamos perdiendo grasa.

Segundo, hay mayor claridad mental, te sientes mucho más concentrado, puedes poner atención a las cosas, eso es algo que está comprobado. Tienes mejor humor, control de la ansiedad y menor riesgo de enfermedades cardiovasculares.

Cuantas Calorías necesitas

Para saber la cantidad de calorías que su cuerpo necesita para mantener la salud, puede utilizar la siguiente fórmula matemática:

Mujeres:

18 a 30 años: $(14.7 \times peso) + 496 = X$

31 a 60 años: $(8.7 \times peso) + 829 = X$

A continuación, hay que tener en cuenta el tipo de actividad que practica diariamente y por esto debe multiplicar el valor encontrado en la ecuación de arriba por:

1, 5 - si es sedentaria o si hace actividad física leve

1, 6 - si practica actividad física o realiza tareas moderadas

Hombres:

18 a 30 años: $(15.3 \times peso) + 679 = X$

31 a 60 años: $(11.6 \times peso) + 879 = X$

Después de encontrar el valor de X debe multiplicar el valor encontrado por:

1, 6 - si es sedentario o si hace actividad física leve

1, 7 - si practica actividad física o realiza tareas moderadas

Se debe considerar actividad física ligera a personas que no practican ningún tipo de actividad física, que trabajan en oficinas y que se quedan mucho tiempo sentadas. Las tareas moderadas son aquellas que exigen un mayor esfuerzo físico como bailarines, pintores, obreros y albañiles, por ejemplo.

Tomemos como ejemplo una persona llamada Juan con 10 kg de sobrepeso, en su cuerpo tenemos dos tanques con energía, un tanque es el glucógeno en sangre y músculos unas 1.600 a 2.000 calorías útiles, esto puede variar de una persona a otra según su contextura física, edad y metabolismo y el otro tanque tiene 72.900 calorías. Juan quiere bajar de peso entonces depende de ejercitarse o hacer ayuno a tal grado de tener que acabarse el primer tanque, este primero para luego acceder al segundo tanque, las 72.900 calorías que tiene guardadas en forma de grasa, esto va a ser mucho más estable y muchísimo que quemar.

Cuando llegue al segundo tanque entrará en lipolisis, y solo cuando tenga un pico alto de insulina la lipólisis va a parar por eso en una dieta cetogénica se consumen solo alimentos que tengan muy poco efecto sobre la insulina, esa es la razón aquí la insulina es clave.

En una dieta cetogénica va a ser clave que tus niveles de insulina estén bajos para que puedas estar en lipólisis constante, en cetosis constante, porque si un día tú dices ha estado en lipolisis por un mes y luego te comes un cupcake o dulce, salís de cetosis, salís del lipólisis.

Una dieta cetogénica te va a permitir estar quemando grasa, del segundo tanque, donde está la grasa demás depositada como fuente de energía y tu hígado se va a ver obligado a crear cetonas de esa grasa para mandarlas a distintos órganos para que esos órganos las utilicen como fuente de energía principalmente con el órgano el fabuloso y enigmático cerebro.

Una dieta cetogénica es una dieta alta en sal, alta en grasas, proteína de moderada a alta, es una dieta baja muy baja o extremadamente baja en carbohidratos hay personas que los quitan totalmente y les va súper bien.

La sal en la dieta cetogénica

Hablemos de la sal, la falla más común que veo en dietas cetogénica y en ayuno es la falta de sal, se les olvida que hay que incrementarla. Si te mueves a una dieta cetogénica y por lo tanto vas a empezar a hacer ayuno, aunque no quieras porque la dieta te da mucha saciedad, pero vas a tener que incrementar la sal a fuerza. Vas a tener que incrementarla más que la gente normal de todos los demás que están a tu alrededor.

Hazte a la idea no se puede hacer la dieta cetogénica sin incrementar la sal, no quieras que tus platos se vean iguales a los que consumiste hasta el momento debido a que vas a comer bastante grasa, bastante proteína y sal. Tus platos se van a ver totalmente distintos, yo te recomiendo quitarte esas ideas de la cabeza.

Cuando uno sigue una dieta baja en carbohidratos o keto, las necesidades de sodio aumentan —especialmente al principio— como consecuencia de los cambios en la manera en que los riñones manejan el sodio.

Con la disminución de la ingesta de carbohidratos, los niveles de insulina se reducen significativamente. Se sabe hace décadas que cuando los niveles de insulina disminuyen, los riñones excretan más sodio y agua, aunque el mecanismo exacto no está claro.

Si no se restituye el sodio perdido, es probable que se desarrollen los desagradables síntomas de la "gripe keto", que incluyen dolor de cabeza, fatiga y debilidad.

Además, una dieta keto o baja en carbohidratos, compuesta principalmente por alimentos sin procesar, no incluye mucho sodio, especialmente en comparación con los alimentos procesados. Entonces, puede necesitarse agregar más sal para evitar efectos secundarios.

Consumir alrededor de 4.000 a 7.000 miligramos de sodio (aproximadamente de 2 a 3 cucharaditas de sal) es generalmente suficiente para sobrellevar la adaptación a la dieta keto y con frecuencia este consumo puede mantenerse más allá del período de transición, en función de las necesidades individuales.

Estas son algunas maneras de aumentar la ingesta de sodio. Sin embargo, si tienes presión arterial elevada, enfermedad renal o insuficiencia cardíaca congestiva, primero debes hablar con tu médico antes de aumentar tu ingesta de sodio, especialmente si tomas medicamentos.

• Bebe una o más tazas de caldo salado cada día

• Añade 1 a 2 cucharaditas de sal en la preparación diaria de los alimentos o en la mesa

• Come aceitunas, encurtidos, chucrut, y otros alimentos keto salados con regularidad

• Elige salsas y condimentos estándar en lugar de los "bajos en sodio" para cocinar

• Pon un poco de sal en un vaso de agua un par de veces al día.

Otra cosa yo soy de esas personas que se le hace súper fácil comer lo mismo por eso me sale también muy barato porque yo voy y compro lo mismo y hago la misma comida todos los días yo no soy de que hay una es esta cosa y el martes de estreno lunes, martes, menos bien este domingo lo mismo y luego la siguiente semana el bien un plato así no es para todos.

Pero qué va a pasar cuando ya no quieras bajar, simplemente come más, ahora te va a dar mucha saciedad esta dieta porque los principales macronutrientes que vas a comer van a ser grasas y proteínas eso te da mucha saciedad no vas a tener que estar come que te come, haciendo snacks, colaciones, esta dieta no se hace de esa manera nada snacks nada de colaciones, el ayuno te va a venir fácil.

Adiós a la inflamación si tú tienes una enfermedad que es exacerbada por la inflamación o que provoca la inflamación esto es para ti, pues estar en claridad mental, vas a tener energía estable porque tus niveles de glucosa en sangre van a ser estables, tus niveles de insulina van a mejorar, tus niveles de resistencia a la insulina.

Ahora enfermedades autoinmunes, enfermedades donde tenga algo que ver la resistencia a la insulina, o simplemente la resistencia a la insulina, por ejemplo, dónde tiene que ver la resistencia a la insulina diabetes tipo 2, síndrome de ovario poli quístico, miomas, hígado graso, ya ahora cualquier cosa que caiga dentro del daño metabólico como el cáncer esta dieta es benéfica.

Las personas que sufren de migraña, las personas que sufren de tracto, trastornos obsesivos compulsivos, también eso depresión, ansiedad, cualquier enfermedad que provoque inflamación ósea exacerbada por la inflamación, cualquier enfermedad que empeore con el gluten y para personas que no funcionan bien con glucosa alta, es recomendable.

La Insulina en la dieta Keto

En una dieta cetogénica tú no te vas a estar exponiendo a altos niveles de glucosa en sangre y por lo tanto a insulina, que es una hormona anabólica del cuerpo, como todas las hormonas se supone que estamos hechos para recibirlas por medio de pulsos no estamos hechos para estar expuestos constantemente a ella.

En una dieta cetogénica te vas a alimentar principalmente de grasa y en segundo lugar proteína estos dos macronutrientes no aumentan la producción de insulina.

Estoy hablando en carbohidratos no todos van a subir igual o hay unos que menos hay unos que más, los que te suban más que es lo que va a pasar va a aparecer la insulina porque tienen que guardar toda esa glucosa además ahora agrega lo que en las dietas normales además de que son altísimas en carbos y la más gran mayoría de ellos son carbos simples de harina pues la insulina va a estar apareciendo.

Con este que dice que la llave maestra el cuerpo va a ir a agarrar toda esta glucosa además y la tiene que ir a guardar la va a guardar músculos y lo que sobre lo va a ir a atascar en las células grasas.

Tu grasa corporal de más, no es porque comiste grasa además ya se nos han engañado a todos, porque comiste glucosa de más, azúcar de más, carbohidratos demás, tu cuerpo no necesitaba tanto, pero estabas tú come y come porque es bien fácil comer carbohidratos demás entonces tú insulina tuvo que guardar y guardar y guardar en los depósitos de grasa del cuerpo.

Pero volvamos con esto, una dieta cetogénica no exacerba la producción de insulina debido a que la insulina es una hormona anabólica, es una hormona que crea, multiplica, imagínate con enfermedades que se tratan de multiplicación por ejemplo ovario poliquístico, cáncer, miomas etcétera, queremos que los niveles de glucosa estén super estables para no exacerbar la producción de insulina y dejar que estén presentes constantemente.

Como les digo cualquier hormona en nuestro cuerpo está hecho para recibir esas hormonas en pulsos no en forma constante, pero pues en las últimas décadas nos hemos equivocado como humanidad hay que aceptarlo y errando en las dietas.

Entonces una dieta cetogénica te va a mantener los niveles de glucosa en sangre súper estables, por lo tanto, no vas a exacerbar la producción de insulina ándale pues ahora voy a explicar un poquito sobre los niveles de glucosa en sangre y después de eso un poquito más d el rol de la insulina y la producción de grasa.

Al producirse con la digestión de los alimentos, los niveles de glucosa en sangre, a los que clínicamente se denomina glucemia, varían a lo largo del día, oscilando entre concentraciones de 70 y 145 miligramos por decilitro de sangre. Lo recomendable es que la glucemia se mida al levantarse por la mañana y antes del desayuno y se considera normal si los niveles de glucosa que se sitúan entre los 70 y 100 mg/dl en ayunas y en menos a 140 mg/dl dos horas después de cada comida, esto es en personas en dietas normales.

Pero eso ya no va a aplicar cuando la persona está en una dieta cetogénica y que además hace ayuno.

Cuando comencé estaba en los 90 mg/dl aun cuando comía, después de un trabajo escalonado a los 80 mg/dl, te puedo decir que cuando me bajaba la glucosa en sangre a los 60 mg/dl me sentía bien con un poco de ansiedad la verdad, pero se ha ido bajando mi normal ahora está en los 60 mg/dl en ayuno entonces tú normal de glucosa en sangre no va a ser normal de toda la gente.

Hay algo aquí que tienen que entender, cuándo puede que mucha gente diga por eso es mala la dieta cetogénica porque no vas a tener suficiente glucosa en sangre. Pero la glucosa en sangre va a ser controlada por tu hígado, no tienes que tu andar la controlándolo, el hígado va a ser una cosa que se llama glucogénesis va a crear glucosa puede que la cree de la proteína, pero principalmente le va a crear de la de grasa, de ahí lo va a sacar.

Hará todo eso para mantener los niveles de glucosa estables en sangre, porque va a ir bajando, esto hay que entender que cuando tú te muevas a una dieta cetogénica, cuando tú te muevas por lo tanto a lipólisis y después te vas a mover a cetosis, tu cuerpo va a necesitar ir afinando y adaptándose a la nueva dieta y le va a llevar tiempo.

Como ves hay varias variantes a tener en cuenta si necesitas la voz de un profesional para iniciar el primer paso sería acudir al médico porque yo no soy ni médico, ni coaching nutricionista, ni nada, soy una simple mortal, así como tu compartiéndote mi experiencia en esto de la dieta cetogénica, así que lo que hagas está bajo tu responsabilidad. Mi experiencia puede ser parte importante en tu proceso, pero jamás puede ser lo principal que determinen todas tus actividades en cuanto a tu salud así que pon ojo en eso acudir al médico es bastante importante porque antes de hacer una dieta cetogénica tienes que checar que estés bien de salud, que estés completamente apto u apta para realizar este cambio en tu alimentación.

Cetosis nutricional

En la cetosis nutricional, los niveles de cuerpos cetónicos normalmente se mantienen por debajo de 5 mmol/L. Sin embargo, las personas en cetoacidosis diabética a menudo tienen niveles de 10 mmol/L o superiores, lo que está directamente relacionado con su incapacidad de producir insulina.

La cetosis se puede medir por sangre con un aparatito que parece un glucómetro te picas el dedo y lo pones si es necesario para población en general no yo solo lo recomendaría si tienes epilepsia, cáncer, Parkinson, algo por el estilo, alguna enfermedad que requiera que tú estés en cierto nivel o que lleves una bitácora.

Para ganar confianza puedes acudir a tu nutriólogo, es muy importante que acudan a un nutricionista para que vean cómo están en cuestión de alimentación cuáles son sus requerimientos y especialmente en lo relacionado a las proteínas que veremos luego, cuáles son las calorías cuáles son los alimentos que deben de comer dependiendo del estilo de vida que ustedes tengan es que de ahí van a partir para ponerles un proceso de dieta cetogénica algo que deben de tener mucho.

¿Cómo comenzar?

Que vayas quitando poco a poco todo el carbohidrato simple y los vas moviendo por otros tipos de carbohidratos complejos que cuando se desbaraten dentro de ti no generen un subidón loco de glucosa acuérdate de aquí tú estás queriendo hacer un cambio duradero.

Existen tres tipos principales de carbohidratos:

El primero es el azúcar, es la forma más simple de carbohidrato y se encuentra naturalmente en algunos alimentos, como en las frutas, los vegetales, la leche y los productos lácteos. Algunos tipos de azúcar son el azúcar de fruta (fructosa), el azúcar común (sacarosa) y el azúcar de la leche (lactosa).

El siguiente es el almidón, es un carbohidrato complejo, lo que significa que está hecho de muchas unidades de azúcar unidas. El almidón se encuentra naturalmente en los vegetales, los granos, y los frijoles y arvejas secos y cocidos.

Por último, la fibra también es un carbohidrato complejo. Se encuentra naturalmente en las frutas, los vegetales, los cereales integrales, y las arvejas secos y cocidos.

Reducir los carbohidratos no es tarea fácil, aquí algunos consejos:

Evitar el consumo de bebidas azucaradas, las bebidas industriales, desde los zumos hasta los refrescos, son perjudiciales para la salud y, ninguna es capaz de aportar algo más que calorías vacías y toneladas de azúcar y sodio. Minimizar su consumo o eliminarla.

Aumentar el consumo de vegetales sin almidón ayudaría a disminuir el deseo de ingerir carbohidratos innecesarios. El tomate es especialmente beneficioso en una dieta carbo.

Aumentar la ingesta de grasas saludables, es esencial para un buen funcionamiento metabólico y, a su vez, contribuye con la sensación de saciedad. Ejemplos son Aguacates, Frutos secos, Pescados grasos, Aceite de oliva virgen extra, Semillas (chía, lino, girasol).

Consumo adecuado de proteínas como son de alto valor energético, ayudarán a tener un mejor rendimiento y, a su vez, apoyarán la actividad del metabolismo. Puedes encontrar proteínas de alto valor biológico en: Huevos, Legumbres, Frutos secos, Carnes magras, Pescados grasos, Cereales integrales.

Las primeras cuatro semanas

Sugiero comenzar con las primeras cuatro semanas con un consumo de grasa más o menos de 60 a 90 gramos, y aumentar la ingesta de grasa de manera paulatina, no puedes comenzar a comer de la nada una gran cantidad de grasa porque te va a dar una diarrea que no vas a saber. Respecto a los carbohidratos, en estas primeras cuatro semanas, sugiero unos 150 gramos de carbohidratos.

Segundas cuatro semanas

Después continuaras con otras cuatro semanas, tú ya sabrás tu grasa, tú sabrás tú proteína, lógicamente aquí tienes que ir aumentando la grasa para que tu cuerpo soporte un poquito más y además porque le vas a bajar a los carbohidratos a unos 80 gramos.

Si ya tienes la necesidad de ir más allá pues ahí si vas a tener que restringir los carbohidratos todavía más, ahora estás ocho semanas yo te recomiendo que los agarres para conocer la comida que tú digas estas son las fuentes de grasa estas son las fuentes de proteína, estos son los carbohidratos y sobre todo que tú sepas lo que va a hallar regionalmente es muy distinta la dieta cetogénica de alguien que está en el trópico alguien que está en medio del desierto, a alguien que está por allá en la tundra van a ser extremadamente distintas ahora no se preocupen ahorita igual les voy a dar un norte de que es más o menos lo que puede muy genéricamente muy genéricamente de lo que pueden los alimentos que pueden comer una dieta cetogénica. Entonces primero estas ocho semanas son obligatorias, a lo mejor pueden ser seis.

Ayunos intermitentes

Ayunos cortos (menos de 24 horas)

El ayuno proporciona bastante flexibilidad. Puedes ayunar durante el tiempo que quieras, pero aquellos ayunos que duran más de un par de días podrían requerir de supervisión médica. Aquí tienes algunos regímenes de ayuno populares. Normalmente los ayunos más cortos se hacen de forma más frecuente.

16:8

Esta forma de ayuno intermitente involucra ayunar, diariamente, durante 16 horas. A veces también se le denomina intervalo de alimentación de 8 horas, o ventana de alimentación de 8 horas. Se realizan todas las comidas durante un período de 8 horas, y se ayuna durante las 16 horas restantes. Normalmente se hace a diario, o casi a diario.

Por ejemplo, puedes hacer todas las comidas entre las 11 de la mañana y las 7 de la noche. Normalmente esto significa saltarse el desayuno, aunque algunas personas prefieren en cambio saltarse la cena. Por lo general se come dos o tres veces durante este intervalo de 8 horas.

20:4

Es un intervalo de alimentación de 4 horas y un ayuno de 20 horas. Por ejemplo, puedes comer entre las 2 y las 6 de la tarde cada día y ayunar durante las 20 horas restantes. Normalmente esto conlleva hacer una o dos comidas pequeñas durante este intervalo de tiempo.

Ayunos largos (24 o más horas)

Ayunos de 24 horas

Esto conlleva ayunar desde cena a cena (o de almuerzo a almuerzo). Cenas el primer día, te saltas el desayuno y el almuerzo del siguiente día y vuelves a cenar al segundo día. Esto significa que comes a diario, pero solo una vez durante ese día. Normalmente se hace dos o tres veces por semana.

Ayuno 5:2

Esta es la versión del ayuno intermitente que tiene más apoyo científico, ya que la mayoría de los estudios sobre el ayuno intermitente han utilizado prácticas similares.35 El Dr. Michael Mosley popularizó esta variante en su libro The Fast Diet.

Conlleva comer de forma normal durante 5 días y ayunar 2 días. Sin embargo, durante los días de ayuno se permite comer 500 calorías. Estas calorías se pueden consumir en cualquier momento, ya sean repartidas durante el día o en una sola comida.

Ayuno en días alternos

Otro enfoque parecido al ayuno 5:2 es tener días de "ayuno" en los que se consume 500 calorías, pero en vez de hacerlo solo dos veces a la semana, se hace un día sí y un día no.

Ayunos de 36 horas

Se ayuna un día entero. Por ejemplo, si cenas el primer día, ayunas durante todo el segundo día y no vuelves a comer hasta el desayuno del tercer día. Esto es normalmente un ayuno de 36 horas. Esto podría brindar más ventajas para la pérdida de peso, y podría evitar la tentación de cenar demasiado el segundo día.36

Ayuno prolongado

La primera regla a tener en cuenta antes de hacer ayunos más prolongados es revisar con tu médico para cerciorarte de que no estés bajo ningún riesgo de sufrir alguna complicación. Usualmente, para los ayunos que duran más de 48 horas, recomendamos tomar un multivitamínico para evitar carencias de micronutrientes. El récord mundial de ayuno es de 382 días (¡cosa que no recomendamos!), así que no hay duda de que es posible hacer uno de 7-14 días.37

Desaconsejamos ayunar durante más de 14 días, debido al alto riesgo de sufrir el síndrome de realimentación (enlace en inglés). Se trata de un cambio en los fluidos y minerales que podría producirse cuando se reintroduce la comida después de un ayuno prolongado.38

Durante estas ocho semanas vas a seguir con el ayuno que hayas elegido, ya llevas ocho semanas de dieta, ya tienes un norte, conoces el ayuno que mejor se adapta a ti.

Consumes de grasa entre 60 a 150 gramos, vas a consumir menos si tienes un gran porcentaje de grasa por bajar.

Entonces les recomiendo que agarran un número donde no pasen hambre y conforme vaya pasando el tiempo, vayan acomodando los números, la proteína es difícil de definir, a los macronutrientes principales estamos de acuerdo que tienes que comer más o menos de 50 gramos de carbohidratos y más o menos de acuerdo con la cantidad, pero la proteína difiere totalmente de persona a persona.

El déficit calórico

Qué es el déficit calórico, pues resulta que para poder perder peso nosotros debemos de consumir menos calorías de las que quemamos en el día si en el día que vamos 2000 calorías bueno debemos de consumir 1500 para así poder bajar de peso tengan mucho en cuenta eso que para poder empezar esta dieta es bien importante que ustedes sepan cuántas calorías deben de consumir al día por qué que estén llevando este nuevo estilo de vida si ustedes están consumiendo las mismas calorías que su cuerpo quema o incluso más calorías de las que normalmente tu cuerpo está quemando vas a subir de peso o te vas a mantener el caso es que nunca vas a bajar y ahí es dónde vas a decir pero porque si si se supone que estoy haciendo la dieta cetogénica esto yo le quiero dar el pues si tú la pero no estás siguiendo las cosas como deben de ser así que recuerden tienen que saber cuántas calorías van a consumir al día

4,4 y 9 Calorías

Las calorías de los alimentos provienen de los carbohidratos, las proteínas y las grasas. Un gramo de los carbohidratos contiene 4 calorías. Un gramo de proteínas también contiene 4 calorías. Sin embargo, un gramo de grasas contiene 9 calorías, más del doble que los otros dos.

Por este motivo, un alimento cuya ración es del mismo tamaño que el de otro puede contener muchas más calorías. Un alimento de alto contenido en grasas tiene muchas más calorías que uno de bajo contenido en grasas y alto contenido en proteínas o hidratos de carbono.

Para conocer tu necesidad de proteínas podemos realizar la siguiente formula simple 2.5 gramos de proteína por kilogramo de peso ideal, si tienes un peso ideal de 80 kg entonces consumirías unos 200 gramos de proteínas al día, pero subir o bajar de acuerdo a como te sientes.

Motivación y compromiso

Como ves debes estar completamente seguro de que lo quieres hacer, esto es un cambio grande, tenemos que estar 100% seguros y comprometidos con que si lo vamos a hacer con qué estilo vamos a lograr no importa que nos digan los demás no importa que sintamos nosotros lo importante es llegar a ese objetivo que nosotros nos hemos marcado aquí entran dos cosas la motivación y la disciplina

La motivación muchas veces se maneja de una manera errónea creemos que todo el tiempo debemos de tener motivación y eso no es cierto ustedes saben que hay veces que nos levantamos sin nada de energía sin nada de motivación ni nada y qué hacemos yo en lo personal a veces entro a páginas que a mí me motivan demasiado páginas que a mí me levantan que digo así mira yo quiero hacer como este entonces me dan esa voces de motivación y me siento bien perra bien perrísima de parís pero después que sucede se me vuelve a acabar la motivación a lo mejor en ese día ahí es donde tiene que entrar la disciplina una disciplina que no todos tienen pero que todos podemos lograr o sea todos podemos ser disciplinados simplemente hay que trabajar nos muy muy muy bien ese objetivo que nosotros queremos bajar cinco kilos ahora le queremos disminuir el colesterol en la sangre ahora le vamos a hacer algo hay que estar completamente comprometidos con este cambio chicos de verdad a una semana yo les puedo decir hasta ahorita vale la pena para mí.

Por último pero no menos importante tener paciencia tener paciencia es uno de los factores principales que pueden arruinar o ayudar a tener éxito en todo proceso y digo en todo no nada más en una dieta hay que tener paciencia para ver resultados no quieran sentirse mega delgadas en una semana recuerden que el peso que ustedes subieron no lo subieron en cinco días chiquitos y chiquitas no subieron en mucho tiempo así que el cuerpo debe de adaptarse debe de pasar por un proceso no sean malos con su cuerpo acuérdense que él los ha llevado por no sé cuántos años tengan ustedes así que hay que ser buenos con él darle su espacio tenerle paciencia.

Eventualmente él solito va a responder y después de ocho semanas seguramente ustedes van a decir chiquito qué bien te ves la verdad qué buena te ves es la verdad chicos hay que tener paciencia no hay que ser malos con uno mismo no hay que expresarnos tanto que si bajamos un kilo en una semana está perfecto recuerden que en esta dieta lo que más bajamos es el índice de grasa muscular así que habrá semanas en que ustedes se sientan súper flaquitas pero la báscula dice no dice nada no dice nada.

Se quedan choqueadas o choqueados y dicen ah caray que está pasando no me sirvió y se desmotivan así que los invito a que no le pongan tanta atención a la báscula fíjense más bien en las tallas que ustedes están perdiendo porque con esta dieta es más fácil y más rápido de resultados en cuestión de tallas que en la báscula así que veo paciencia para este proceso yo voy de la mano junto con ustedes.

¿Cómo prepararse para el ayuno intermitente para que sea más fácil?

No nos vamos a mentir aquí, ayunar no es fácil, tal vez te equivoques al principio. Pero como todo en la vida, las cosas buenas siempre están al otro lado del esfuerzo. Tuve la mala idea de lanzarme como un bárbaro al ayuno, déjame explicarte: pasé de una dieta estándar de tres a cuatro comidas al día y un montón de dulces en todo eso, a las 8 p.m. ayuno por días y casi más azúcar añadido. Mi cuerpo literalmente entró en pánico.

Te daré aquí algunos consejos que te permitirán preparar tu cuerpo, gradualmente para el ayuno, para que la transición sea suave. Todos estos consejos van en la misma dirección, haciendo que su cuerpo se acostumbre a utilizar la grasa como energía. Al hacer esto, su cuerpo naturalmente comenzará a quemar grasa cuando acelere su ayuno. La transición durará dos semanas, pero puedes adaptar estos periodos al ritmo que más te convenga. Por ejemplo, en lugar de dos períodos de una semana, puede hacer dos períodos de 10 días. Si siente que realmente lo va a pasar mal, por ejemplo, extender este período de ajuste lo ayudará mucho.

Primera semana

Solo necesita hacer una cosa durante la primera semana. De hecho hay que dejar de hacer una cosa: desayunar.

Por qué ? dos simples razones:

Continúe el ayuno nocturno: de hecho, todas las noches ayunamos mientras dormimos. Por ejemplo, si deja de comer por la noche a las 9 p.m. y al día siguiente desayuna a las 7 a.m., ya está ayunando a las 10 a.m. sin ningún esfuerzo particular. El objetivo de saltarse el desayuno es extender este período de ayuno de 10 a.m. a 4 p.m. de ayuno. Entonces, en nuestro ejemplo, si su última comida termina a las 9 p.m., simplemente agregue 4 p.m. para saber cuándo comerá al día siguiente. 9 p.m. + 4 p.m. = 1 p.m. del día siguiente. Quiero señalar aquí que nada le impide almorzar al mediodía, a las 11 a.m. o más tarde a las 2 p.m. si eso le conviene. Tienes que apropiarte realmente de este método y adaptarlo a tu estilo de vida, aumentarás tus posibilidades de éxito a largo plazo

El otro beneficio de saltarse el desayuno es que naturalmente consumirá menos azúcar en su día. El clásico desayuno occidental está repleto de azúcar. El pan, los cereales, la mermelada y la leche son muy dulces y aumentarán su insulina por la mañana. Entonces, continuar el ayuno durante la noche tiene un gran efecto positivo adicional que le permitirá quemar grasa y sanar su metabolismo.

Durante esta primera semana tu cuerpo desarrollará gradualmente el hábito de usar tu grasa como fuente de energía y producirá cada vez más cetonas para que tu cerebro funcione de manera óptima incluso sin comer.

Segunda semana

Durante esta segunda semana seguirás sin desayunar, pero también aplicarás dos puntos que te ayudarán mucho a estabilizar tu nivel de azúcar a lo largo del día y mantenerlo en un nivel relativamente bajo.

Dejamos de azúcares añadidos

Este punto es importante. Si estás a punto de iniciar el ayuno intermitente para adelgazar, tu peso, tu forma y / o tu salud no son óptimos. Los azúcares añadidos son en gran parte responsables de esta situación. Tienes que darte cuenta e interiorizarlo.

Inevitablemente, es difícil decirse a sí mismo que tendrá que dejar el azúcar para gozar de buena salud. Tantas cosas buenas contienen azúcar: chocolate, tartas, helados… es casi imposible evitar los azúcares añadidos. En lugar de pensar en términos de privación, debes decirte a ti mismo que a partir de ahora te volverás exigente y solo comerás las cosas que realmente merecen la pena. Por ejemplo, un pastel de cumpleaños, un pastel excepcional con el que no te encuentras a menudo. El objetivo es eliminar el azúcar añadido de su vida diaria para que sea excepcional en todos los sentidos de la palabra. Seamos honestos, la mayoría de las cosas dulces que comemos no son excepcionales, así que guarde este pequeño regalo para algunas excepciones que valen la pena.

Incluso el edulcorante, el azúcar y el aspartamo

Durante todo el período de preparación y durante los períodos de ayuno, se recomienda encarecidamente no consumir edulcorantes. Incluso si son de origen natural. He aquí por qué: los edulcorantes estimulan su cuerpo de la misma manera que lo hace el azúcar, a nivel hormonal. Con su boca sintiendo el sabor dulce, su páncreas producirá insulina para que su cuerpo pueda regular su nivel de azúcar en sangre. Sin embargo, un nivel alto de insulina bloquea literalmente el uso de grasas como fuente de energía y, por lo tanto, detiene la pérdida de peso. Como no ha consumido azúcar, su nivel de azúcar en sangre bajará y esto provocará hambre en el mejor de los casos e hipoglucemia en el peor.

Cortamos los alimentos ricos en almidón pobres en nutrientes para el almuerzo

El otro punto que lo ayudará a comenzar el ayuno intermitente sin problemas es detener los almidones pobres en nutrientes a la hora del almuerzo: pan, pasta, arroz, papas, quinua, trigo, espelta, otras semillas y todo lo demás. base de harina. Estos alimentos ricos en almidón no solo te aportan micronutriente, pero también tienen la desafortunada tendencia a aumentar su nivel de azúcar en sangre y al mismo tiempo su insulina.

Los almidones recomendados son legumbres como garbanzos, frijoles, lentejas. Batata, calabaza. Estos almidones proporcionan más nutrientes que otros, contienen menos azúcar y se absorben más lentamente porque son ricos en fibra. El objetivo aquí es eliminar los almidones que probablemente hagan que su insulina varíe demasiado después del almuerzo. Esto tendrá el efecto de reducir sus antojos, ayudándole a mantenerse en modo de "reducción de existencias" de grasa y optimizar su uso de grasa como combustible.

¿Tengo que adoptar todos estos cambios para ayunar?

¡Obviamente no! Estos son consejos que realmente lo ayudarán a mejorar la transición. Si te dices a ti mismo: "Solo quiero ayunar y cambiar mis hábitos alimenticios está fuera de discusión", entonces no es el momento adecuado para introducir todos estos cambios, está bien. Puede muy bien ayunar sin cambiar sus hábitos. El ayuno ya es un hábito saludable que planeas introducir en tu vida. Es mejor hacer un cambio que sentirse abrumado por todas las cosas que se supone que debemos hacer, como comer sano o hacer deporte. Una vez que haya adoptado el ayuno y se sienta cómodo con él, puede intentar introducir un nuevo hábito que mejorará su salud.

RECETAS

Recomendaciones nutricionales

Los glúcidos: También llamados azúcares, son esenciales para proporcionar energía al cuerpo.

Sin embargo, es muy raro tener una necesidad real de azúcares, a menos que sea diabético o para realizar un gran esfuerzo físico y tener, lo que se llama hipoglucemia, es decir una carencia de azúcar en la sangre.

Quería hablar primero sobre los carbohidratos porque son los que más a menudo son responsables de los kilos de más.

En realidad, no engordamos comiendo grasa, engordamos comiendo azúcar". Intentaré explicarte este fenómeno:

La insulina se secreta siempre que hay hiperglucemia (aumento de los niveles de azúcar en sangre).

Por tanto, la insulina permite disminuir la cantidad de azúcar en sangre almacenándola en 2 formas: glucógeno en el hígado y en los músculos, esto representa aproximadamente 500 g más allá de esta reserva como máximo.

Grasa: A menos que use la glucosa proporcionada, cada vez que hay hiperglucemia, hay almacenamiento de grasa. Donde el fenómeno se complica es cuando la ingesta de azúcares es frecuente y repetida.

La respuesta del cuerpo puede ser desproporcionada con demasiada secreción de insulina, lo que resulta en hipoglucemia.

Cuando la glucosa en sangre desciende demasiado, el cuerpo libera adrenalina. Esta respuesta produce síntomas similares a los de la ansiedad, como nerviosismo, sudoración, pérdida del conocimiento, palpitaciones, hormigueo, náuseas, escalofríos y, en ocasiones, malestar, hambre.

Si el cerebro no puede obtener suficiente glucosa, puede experimentar debilidad, mareos, fatiga, somnolencia y confusión.

También puede tener dolor de cabeza y dificultad para fijar la atención, hablar o ver con claridad.

Tu comportamiento podría ser como el de una persona borracha. La hipoglucemia severa también puede provocar convulsiones y coma. La hipoglucemia persistente puede provocar daño cerebral.

Los síntomas de un nivel bajo de azúcar en sangre pueden aparecer gradualmente o aparecer repentinamente y provocar confusión o pánico en cuestión de minutos. Tenga la seguridad de que, en la mayoría de los casos, el primer síntoma es el deseo y el deseo de consumir azúcares.

Entonces entiendes que los carbohidratos son esenciales en nuestra dieta, pero tendremos que medirlos. Consume los carbohidratos con un índice glucémico bajo.

Los lípidos: los lípidos son sustancias grasas. Se puede decir que son saturados, insaturados, poliinsaturados. Los lípidos son censurados y cuestionados erróneamente.

Naturalmente, es preferible consumir ácidos grasos insaturados y poliinsaturados y limitar los ácidos grasos saturados.

De hecho, estos últimos tienen una estructura química tal que solo se integra en las células grasas.

Sin embargo, necesitamos grasa. Estos ácidos grasos forman parte de la composición de muchas de nuestras hormonas. Necesitamos grasas para asimilar algunas vitaminas esenciales (A, D, E, K).

La guerra contra los lípidos me parece injustificada, repito, "no engordamos comiendo grasas, engordamos comiendo azúcar".

Las proteínas: Desempeñan un papel importante tanto a nivel de nuestra estructura como a nivel de nuestros neutralizadores. Las proteínas son esenciales para desarrollar nuevos músculos y, por lo tanto, aumentar el metabolismo básico.

La elección de las proteínas se realizará principalmente en función del contenido de grasa. Siempre preferiremos el pescado más gordo a la carne más magra.

La cantidad recomendada de proteína por día es de 1,5 g por kilogramo de peso.

Una mujer que pese 80 kg, debe consumir un mínimo de 120 g de proteína en su día.

Las proteínas están presentes en muchos alimentos, ya que pueden estar presentes tanto en productos vegetales como animales:

Proteínas animales: carne, pescado, huevos, productos lácteos.

Ej. .: 100 g de pechuga de pollo = 22 g de proteína;

100 g de carne molida = 26 g;

100 g de abadejo = 19 g;

100 g de huevo = 13 g;

100 g de requesón = 7 g;

100 g de Gruyère = 29 g ...

Proteínas vegetales: principalmente en cereales y legumbres

(también llamadas legumbres: lentejas, guisantes, judías, etc.).

Ej .: 100 g de lentejas cocidas = 8 g de proteína;

100 g de pétalos de trigo integral = 11 g ...

Ya hemos cubierto los 3 grupos principales de alimentos, veamos algunas posibles molestias.

¿Cómo evitar las molestias del ayuno?

Seré honesto contigo, el ayuno a veces es difícil. Especialmente al principio. El hambre tiende a disminuir con el tiempo, pero pueden aparecer algunos efectos secundarios. Las personas reaccionan de manera diferente a la falta de comida. Todos somos diferentes y las dificultades que encontrará durante el ayuno probablemente sean diferentes de las que yo he experimentado.

Para evitarte las galeras que experimenté durante el ayuno te ofrezco aquí algunas soluciones sencillas, creo que te ayudarán a prevenir los inconvenientes relacionados con el ayuno.

Obstáculo

Tenía calambres en los pies sistemáticamente, por la noche cuando ayunaba al principio. Así que me tomé el tiempo para comprender el origen de este problema y probar varias cosas para prevenir los calambres.

Los calambres son causados por un desequilibrio electrolítico en los músculos. En general, esto refleja una falta de magnesio y potasio y, a veces, de sodio. Hablo de la insulina muy a menudo en esta guía, esta hormona es realmente muy importante. También influye en nuestra capacidad para retener electrolitos como magnesio, potasio, calcio y sodio. Cuando el nivel de insulina es bajo, que es el caso del ayuno, los riñones retienen muchos menos minerales. Por tanto, terminamos eliminando muchos más minerales en nuestra orina que cuando la insulina es más alta. Si está comenzando el ayuno, aquí le mostramos cómo evitar los calambres:

Las soluciones

Simplemente tome media cucharadita de sal rosa del Himalaya todas las mañanas. Diluir en un vaso de agua. También puede tomar minerales adicionales en forma de cápsulas durante sus comidas. Se recomienda encarecidamente complementar con magnesio, porque más de ¾ de los franceses tienen deficiencia, por lo que si adopta el ayuno intermitente corre el riesgo de empeorar esta deficiencia. Las deficiencias altas de magnesio pueden causar problemas graves como alteraciones del ritmo cardíaco, así que no se arriesgue, tome sus suplementos.

Estreñimiento

Es un poco vergonzoso abordar este tema, pero es realmente esencial. El estreñimiento puede manifestarse con el ayuno, no es sistemático, pero cuando lo hace puede complicar tu tarea y erosionar tu motivación. El estreñimiento en tiempos normales puede ser causado por muchos factores, pero si se desencadena solo al adoptar el ayuno sin más cambios en el estilo de vida, indica lo mismo que los calambres: falta de minerales.

Otro punto contradictorio que puede causar estreñimiento en ayunas es el consumo excesivo de agua y otras bebidas. Efectivamente para luchar contra el hambre probablemente beberás mucha agua, y como se explicó anteriormente tus riñones no retienen minerales, de repente te vaciarás de tus minerales porque bebes demasiada agua. Su cuerpo intentará recuperar la mayor cantidad de minerales posible de su sistema digestivo y esto puede provocar estreñimiento.

La solución

Al igual que con los calambres, media cucharadita de sal rosada del Himalaya cada mañana. También te aconsejo que aumentes tu consumo de verduras, las cuales son ricas en fibra, sin embargo no debes hacerlo de forma brusca, ya que esto puede agravar el estreñimiento. Por último, te aconsejo que sazones bien tus platos con aceite de oliva o mantequilla, ayuda a lubricar el sistema digestivo.

Debes beber entre 1 y 2 litros de agua al día, preferiblemente repartidos a lo largo del día. También es necesario beber regularmente aguas fuertemente mineralizadas.

Dolores de cabeza

La mayoría de las personas que comienzan a ayunar experimentan este problema. Es difícil identificar la causa de los dolores de cabeza, pero por lo general, siguiendo los consejos a continuación, desaparecerán rápidamente.

Antes de comenzar a ayunar, su cerebro se alimenta de azúcar. Después de unos días de ayuno, su cuerpo producirá cetonas. Estos reemplazarán en gran medida el azúcar en su cerebro. La buena noticia es que las cetonas son una fuente de energía mucho más limpia que el azúcar. Así que tenga paciencia durante este período de unos días o su cuerpo se adaptará a su nueva forma de vida.

La solución

Si no bebes mucho, ¡hazlo! Debe beber al menos 1,5 litro de agua y otras infusiones de hierbas al día. Sin embargo, para evitar calambres y estreñimiento te aconsejo que no bebas más de 2,5 litros.

El otro punto que no debe pasarse por alto es el sueño. La limpieza del cerebro se lleva a cabo por la noche, solo estando acostado. Entonces, para eliminar adecuadamente los desechos de su cerebro, duerma más de 6 horas y asegúrese de irse a la cama antes de la medianoche.

Hipoglucemia

La hipoglucemia es una caída brusca del nivel de azúcar en la sangre. El nivel normal de azúcar está entre 0,63 gy 1,1 g por litro de sangre. Lo que necesita saber es que puede tener síntomas de hipoglucemia (debilidad, convulsiones, desmayos) sin dejar de tener niveles normales de azúcar en sangre. Por qué ?

Esto sucede especialmente si tiene variaciones significativas durante un período corto. Si, por ejemplo, su nivel de azúcar después de una comida baja de 1,5 ga 0,9 g rápidamente, es posible que tenga síntomas de hipoglucemia mientras su nivel de azúcar en sangre sea normal. Los fuertes picos de azúcar en sangre son causados por azúcares y, en menor medida, por proteínas. Las grandes caídas de azúcar en sangre se deben a una alta producción de insulina. Los dos están necesariamente vinculados. ¿Cómo evitar fuertes variaciones de azúcar en sangre?

La solución

La solución es simple y se divide en dos puntos:

Limite los azúcares agregados y los carbohidratos bajos en nutrientes como el pan, las patas, el arroz y las papas. Estos carbohidratos no aportan mucho en términos de nutrientes y rápidamente se convierten en azúcar en la sangre. Debes saber que en nuestra sangre debemos tener como máximo el equivalente a una cucharadita de azúcar. Un tazón de arroz contiene aproximadamente 10 cucharaditas de azúcar, inevitablemente, su azúcar en sangre aumentará y su insulina también aumentará y experimentará una fuerte variación en el azúcar en sangre.

Incrementa las grasas buenas. De hecho, las grasas tienen un índice glucémico cero, por lo que no tienen un impacto negativo sobre el azúcar en sangre. Así que sazona tus verduras con aceite de oliva, Mantequilla. Incluir grasas generalmente reducirá el índice glucémico de su comida. Lo absoluto que no se debe hacer es seguir comiendo grandes cantidades de carbohidratos y aumentar la cantidad de grasa.

Por último, debo recordar que debes hacer todo lo posible para eliminar los azúcares refinados de tu dieta. Los azúcares refinados son en realidad los que tienen más probabilidades de provocar una caída significativa de los niveles de azúcar en sangre.

Deficiencias

Esta es una de las cosas que más asusta a los seres queridos cuando alguien se embarca en un ayuno. Para tranquilizar a los familiares, tomé multivitamínicos durante más de un mes para asegurarle que no me faltaba nada.

Este miedo es legítimo, porque si durante tu ayuno tienes una dieta pobre en micronutrientes, que es el caso de nuestra dieta moderna, probablemente seas deficiente. A corto plazo, los impactos suelen ser invisibles, porque nuestro cuerpo recurrirá a sus existencias, pero a largo plazo puede causar graves problemas de salud.

Las soluciones

La mejor y más barata opción es comer alimentos reales ricos en nutrientes, especialmente vegetales. Todos los días se nos dice que debemos comer cinco frutas y verduras al día. Este es realmente el mínimo en mi humilde opinión.

Nuestra generación come menos frutas y verduras que la de nuestros padres y nos sorprende que nuestra salud se esté deteriorando visiblemente. Las frutas y verduras son muy beneficiosas para nuestra salud. Nos proporcionan la mayoría de los micronutrientes que necesitamos.

Para asegurarme de que obtengo lo suficiente, siempre procuro preparar mis comidas en torno a las verduras. Lleno mi plato con verduras, añado una porción de proteína y, a veces, algunos almidones.

Otro hábito que también evitará que tengas deficiencia de micronutrientes es incorporar las vísceras a tu dieta, me refiero al hígado, corazón, riñones, cerebro y riñones.

Estas piezas son sin duda las más ricas en micronutrientes. Debo admitir que este hábito es el más difícil de implementar para mí.

En su libro Deep Nutrition, Catherinr Shanahan nos dice que lo mejor que se puede hacer en términos de nutrición es inspirarse en estas recetas tradicionales que muestran esos trozos de carne desafortunadamente olvidados.

Finalmente, si las dos soluciones que te ofrezco no son fáciles de implementar en tu vida. Debe tomar cualquier multivitamínico de su elección.

Preguntas frecuentes

¿El ayuno intermitente es peligroso para la salud?

En esta guía estamos hablando de ayuno intermitente, es un ayuno de menos de 24 horas. Este tipo de ayuno no es perjudicial para la salud y puede ser practicado por cualquier persona con buena salud. Sin embargo, quiero hablar de los siguientes casos en los que es necesario aplicar ciertas precauciones:

Diabéticos: todas las personas con diabetes tipo 1 o 2 deben consultar a sus médicos antes de emprender el ayuno. El ayuno induce naturalmente una caída del azúcar en sangre, combinado con el tratamiento médico, la caída del azúcar en sangre puede ser demasiado grande. Su médico debe adaptar el tratamiento en consecuencia.

Personas desnutridas: las personas que tienen un índice de masa corporal bajo, es decir, por debajo de 20, no deben ayunar. De hecho, nuestra tasa de grasa en el cuerpo debe estar en un cierto nivel para ser saludable, ni demasiado alta ni demasiado baja. Por eso no se recomienda más la delgadez que la obesidad.

Mujeres embarazadas y lactantes: una mujer embarazada necesita muchos nutrientes para desarrollar un bebé sano. Muchas mujeres embarazadas tienen deficiencia de ciertos nutrientes al principio, así que no corra el riesgo de crear deficiencias adicionales con el ayuno. Lo mismo ocurre con la mujer lactante. Es mejor no ayunar durante este tiempo.

¿Puedo comer o beber algo durante el período de ayuno?

Todo depende de por qué estás haciendo tu ayuno y qué tipo de ayuno estás haciendo. Esta guía para personas que quieren perder peso con ayuno intermitente. Como parte de este objetivo, te recomiendo que no comas nada durante el período de ayuno. En cuanto a bebidas, se puede beber agua (sin gas, con gas…), café negro, té e infusiones. Todas estas bebidas deben ser sin azúcar, sin edulcorante y sin leche o sin leche vegetal. Solo agua para preparar tu bebida.

Leí que el desayuno es la comida más importante, ¿no es arriesgado omitirlo?

El desayuno tal como lo conocemos es una invención reciente. El mito del desayuno está relacionado con estudios científicos que muestran que las personas que se saltan el desayuno pueden experimentar una disminución de la atención por la mañana. Si no está acostumbrado al ayuno, su cuerpo se quedará sin azúcar al principio, porque depende de esta fuente de energía. Sin embargo, una vez que ha ayunado, su cuerpo produce cetonas que alimentarán su cerebro de manera óptima.

Aumentará su enfoque y claridad. El otro beneficio de saltarse el desayuno es que consume menos azúcar agregada. En efecto, para el desayuno, los occidentales comen mucha azúcar: cereales, pan, mermelada, nutella, bebida de chocolate, yogur dulce … en general, el desayuno no es para nada una comida saludable y aporta muy poco de nutrientes.

¿Puedo saltarme la cena en lugar del desayuno por el ayuno intermitente?

Sí, con una condición, tome un desayuno salado. Lo mejor del ayuno intermitente es que puede adaptarlo a su estilo de vida. ¿Te importaría saltarte la cena menos que el desayuno? No hay problema. Sin embargo, es importante no consumir azúcares añadidos. Repito esto muchas veces porque es un punto clave. Si omite la cena por un desayuno dulce, su ayuno puede ser contraproducente. De hecho, si comes a las 4 p.m., entonces no comes nada hasta las 7 a.m. del día siguiente, tu insulina bajará mucho después de estas 15 horas de ayuno. Un desayuno dulce clásico puede aumentar demasiado la insulina. Causará demasiada variación en su insulina y su nivel de azúcar en sangre. Te dará hambre rápidamente. También puede causar hipoglucemia si no desayunas después ...

¿Cuánto peso perderé?

El método milagroso no existe. Si ayunas con regularidad tendrás resultados y ayuno. Al principio perderás mucho pero es mayormente agua. Entonces perderás lentamente. Dependiendo de su peso inicial, la pérdida promedio variará de 250 gramos a 2 kg por semana dependiendo de la persona. Sí, es una gran bifurcación, pero todos somos diferentes. Lo que no se debe hacer es sacar conclusiones después de una semana de ayuno intermitente. Para algunas personas, se necesitan al menos dos semanas de adaptación para que el cuerpo pueda quemar grasas fácilmente y utilizar azúcares o grasas indistintamente.

Por lo tanto, le aconsejo que pruebe el ayuno intermitente durante al menos 3 semanas. Si siguió los consejos de preparación anteriores, verá los resultados de inmediato. De lo contrario, tenga paciencia. Si después de 3 semanas no ve ningún resultado, debe cambiar su forma de ayunar. O bien, extiendes el período de ayuno, puedes extenderlo fácilmente hasta 22 horas de ayuno por día. Si no lo ha hecho, elimine los azúcares agregados y los carbohidratos bajos en nutrientes como las patas, el pan, el trigo y las papas. Verás los resultados. No solo perderá peso, sino que también se sentirá mejor en su cuerpo, menos hinchado.

DESAYUNOS

GACHAS DE DESAYUNO SIMPLES

¡Esto es simplemente delicioso!

Tiempo de preparación: 5 minutos Tiempo de cocción: 10 minutos Porciones: 1

Ingredientes:

1 cucharadita de canela en polvo

Una pizca de nuez moscada

½ taza de almendras molidas

1 cucharadita de stevia

¾ taza de crema de coco

Una pizca de cardamomo, molido

Una pizca de clavo, molido

Preparación:

1. Calentar una sartén a fuego medio, agregar la crema de coco y calentar durante unos minutos.

2. Agregue la stevia y las almendras y revuelva bien durante 5 minutos.

3. Agregue los clavos, el cardamomo, la nuez moscada y la canela y revuelva bien.

4. Transfiera a un tazón y sirva caliente.

¡Disfrutar!

Nutrición: calorías 200, grasa 12, fibra 4, carbohidratos 8, proteína 16

GRANOLA DELICIOSA

¡Una granola cetogénica para el desayuno es la mejor idea!

Tiempo de preparación: 10 minutos Tiempo de cocción: 0 minutos Porciones: 2

Ingredientes:

2 cucharadas de chocolate picado

7 fresas picadas

Un chorrito de jugo de limón

2 cucharadas de nueces pecanas picadas

Preparación:

1. En un bol, mezcle el chocolate con las fresas, las nueces y el jugo de limón.

2. Revuelva y sirva frío.

¡Disfrutar!

Nutrición: calorías 200, grasa 5, fibra 4, carbohidratos 7, proteína 8

DELICIOSO CEREAL DE ALMENDF

¡Es una excelente manera de comenzar el día

Tiempo de preparación: 5 minutos Tiempo de cocción: 0 minutos Porciones: 1

Ingredientes:

2 cucharadas de almendras picadas

2 cucharadas de pepitas asadas

1/3 taza de leche de coco

1 cucharada de semillas de chía

1/3 taza de agua

Un puñado de arándanos

1 plátano pequeño, picado

Preparación:

1. En un bol mezclar las semillas de chía con la leche de coco y dejar a un lado durante 5 minutos.

2. En su procesador de alimentos, mezcle la mitad de las pepitas con almendras y procese bien.

3. Agregue esto a la mezcla de semillas de chía.

4. Agregue el agua y revuelva.

. Cubra con el resto de las pepitas, los trozos de plátano y los arándanos y servir.

¡Disfrutar!

Nutrición: calorías 200, grasa 3, fibra 2, carbohidratos 5, proteína 4

GRAN TAZÓN DE DESAYUNO

¡Usted se sorprenderá! ¡Es asombroso!

Tiempo de preparación: 5 minutos Tiempo de cocción: 0 minutos Porciones: 1

Ingredientes:

1 cucharadita de nueces, picadas

1 taza de leche de coco

1 cucharadita de nueces picadas

1 cucharadita de pistachos picados

1 cucharadita de almendras picadas

1 cucharadita de piñones, crudos

1 cucharadita de semillas de girasol crudas

1 cucharadita de miel

1 cucharadita de pepitas crudas

2 cucharaditas de frambuesas

Preparación:

1. En un bol, mezcle la leche con la miel y revuelva.

2. Agregue nueces, nueces, almendras, pistachos, semillas de girasol, piñones y pepitas.

3. Revuelva, cubra con frambuesas y sirva.

¡Disfrutar!

Nutrición: calorías 100, grasa 2, fibra 4, carbohidratos 5, proteína 6

DELICIOSO PAN DE DESAYUNO

Tiempo de preparación: 10 minutos Tiempo de cocción: 3 minutos Porciones: 4

Ingredientes:

½ cucharadita de levadura en polvo

1/3 taza de harina de almendras

1 huevo batido

Una pizca de sal

2 y ½ cucharadas de aceite de coco

Preparación:

1. Engrase una taza con un poco de aceite.

2. En un bol, mezclar el huevo con la harina, la sal, el aceite y la levadura y remover.

3. Vierta esto en la taza y cocine en su microondas por 3 minutos a alta temperatura.

4. Deje que el pan se enfríe un poco, sáquelo de la taza, córtelo en rodajas y sírvalas con un vaso de leche de almendras.

Nutrición: calorías 132, grasa 12, fibra 1, carbohidratos 3, proteína 4

MUFFINS DE DESAYUNO

Tiempo de preparación: 10 minutos Tiempo de cocción: 30 minutos Porciones: 4

Ingredientes:

½ taza de leche de almendras

6 huevos

1 cucharada de aceite de coco

Sal y pimienta negra al gusto

¼ taza de col rizada picada

8 lonchas de prosciutto

¼ taza de cebollino, picado

Preparación:

1. En un bol, mezcle los huevos con sal, pimienta, leche, cebollino y col rizada y revuelva bien.

2. Engrase una bandeja para muffins con aceite de coco derretido, forre con lonchas de prosciutto, verter la mezcla de huevos, introducir en el horno y hornee a 180 grados C durante 30 minutos.

3. Transfiera los muffins a una fuente y sírvalos.

Nutrición: calorías 140, grasa 3, fibra 1, carbohidratos 3, proteína 10

PAN DE DESAYUNO ESPECIAL

¡Es un pan de desayuno cetogénico lleno de nutrientes!

Tiempo de preparación: 10 minutos Tiempo de cocción: 25 minutos Porciones: 7

Ingredientes:

1 cabeza de coliflor, floretes separados

Un puñado de perejil picado

1 taza de espinaca, cortada

1 cebolla amarilla pequeña, picada

1 cucharada de aceite de coco

½ taza de nueces molidas

3 huevos

2 dientes de ajo picados

Sal y pimienta negra al gusto

Preparación:

1. En su procesador de alimentos, mezcle los floretes de coliflor con un poco de sal y pimienta y pulir bien.

2. Calentar una sartén con el aceite a fuego medio, agregar la coliflor, cebolla, ajo un poco de sal y pimienta, revuelva y cocine por 10 minutos.

3. En un bol, mezcle los huevos con sal, pimienta, perejil, espinacas y nueces y remover.

4. Agregue la mezcla de coliflor y revuelva bien nuevamente.

5. Extienda esto en 7 rondas en una bandeja para hornear, caliente el horno a 180 grados C y hornee por 15 minutos.

6. Sirva estos sabrosos panes para el desayuno.

¡Disfrutar!

Nutrición: calorías 140, grasa 3, fibra 3, carbohidratos 4, proteína 8

SANDWICH DE DESAYUNO

¡Es un sabroso sándwich de desayuno cetogénico! ¡Pruébelo pronto!

Tiempo de preparación: 10 minutos Tiempo de cocción: 10 minutos Porciones: 1

Ingredientes:

2 huevos

Sal y pimienta negra al gusto

2 cucharadas de manteca

¼ de libra de salchicha de cerdo, picada

¼ taza de agua

1 cucharada de guacamole

Preparación:

1. En un bol, mezcle la salchicha picada con sal y pimienta a gusto y revolver bien.

2. Forme una hamburguesa con esta mezcla y colóquela sobre una superficie de trabajo.

3. Caliente una sartén con 1 cucharada de manteca a fuego medio, agregue la hamburguesa de salchicha, fría durante 3 minutos por cada lado y transfiérala a un plato.

4. Rompa un huevo en 2 tazones y bátelos un poco con un poco de sal y pimienta.

5. Calentar una sartén con el resto de la manteca a fuego medio alto, coloca 2 rebanadas de galletas que has engrasado con un poco de manteca antes en la sartén y verter un huevo en cada uno.

6. Agregue el agua a la sartén, reduzca el fuego, tape la sartén y cocine los huevos durante 3 minutos.

7. Transfiera estos "bollos" de huevo a toallas de papel y escurra la grasa.

8. Coloque la hamburguesa de salchicha en un "panecillo" de huevo y extienda guacamole encima y cubra con el otro "bollo" de huevo.

¡Disfrutar!

Nutrición: calorías 200, grasa 4, fibra 6, carbohidratos 5, proteína 10

DELICIOSOS MUFFINS DE POLLO

¡Es un sabroso desayuno cetogénico que puedes probar hoy!

Tiempo de preparación: 10 minutos Tiempo de cocción: 1 hora Porciones: 3

Ingredientes:

¾ libra de pechuga de pollo, deshuesada

Sal y pimienta negra al gusto

½ cucharadita de ajo en polvo

3 cucharadas de salsa picante mezclada con 3 cucharadas de aceite de oliva

6 huevos

2 cucharadas de cebollas verdes picadas

Preparación:

1. Sazone la pechuga de pollo con sal, pimienta y ajo en polvo colocar en una bandeja para hornear forrada y hornear en el horno a 220 grados C durante 25 minutos.

2. Transfiera la pechuga de pollo a un tazón, triture con un tenedor y mezcle con la mitad de la salsa picante y aceite de coco derretido.

3. Mezcle para cubrir y dejar a un lado por ahora.

4. En un bol, mezcle los huevos con sal, pimienta, cebolleta y el resto de la salsa picante mezclada con aceite y batir muy bien.

5. Divida esta mezcla en una bandeja para muffins, cubra cada una con pollo, introducir en el horno a 180 grados C y hornear por 30 minutos.

6. Sirva sus muffins calientes.

¡Disfrutar!

Nutrición: calorías 140, grasa 8, fibra 1, carbohidratos 2, proteína 13

DELICIOSAS GALLETAS CON HIERBAS

¡Prueba estas saludables galletas de desayuno cetogénicas muy pronto! ¡Son tan deliciosos!

Tiempo de preparación: 10 minutos Tiempo de cocción: 15 minutos Porciones: 6

Ingredientes:

6 cucharadas de aceite de oliva

6 cucharadas de harina

2 dientes de ajo picados

¼ taza de cebolla picada

2 huevos

Sal y pimienta negra al gusto

1 cucharada de perejil picado

2 cucharadas de leche de coco

½ cucharadita de vinagre de sidra de manzana

¼ de cucharadita de bicarbonato de sodio

Preparación:

1. En un bol, mezcle la harina con los huevos, el aceite, el ajo, la cebolla, leche de coco, perejil, sal y pimienta y revuelva bien.

2. En un tazón, mezcle vinagre con bicarbonato de sodio, revuelva bien y agregue el bateador.

3. Deje caer una cucharada de esta masa en bandejas para hornear forradas y dele forma de círculos.

4. Introducir en el horno a 180 grados C y hornear por 15 minutos.

5. Sirva estas galletas para el desayuno.

¡Disfrutar!

Nutrición: calorías 140, grasa 6, fibra 2, carbohidratos 10, proteína 12

ENTRADAS

MOUSSE DE AGUACATE

Ingredientes

2 Aguacates

2 cucharadas jugo de limón

2 cucharadas crema agria

1 pizca sal

pimienta al gusto

1 pizca Pimienta de cayena

4 mini tomates (cereza, miniatura o uva)

1 cucharada cebollino fresco, picado

Preparación

Cortar el aguacate por la mitad, quitar el corazón y quitarle la pulpa con una cuchara. Ponga la pulpa en un plato grande y tritúrela. Agregue el jugo de limón, la crema agria, la sal, la pimienta y la pimienta de cayena. Mezclar bien y ajustar el condimento si es necesario.

Colocar la mousse en tazas y decorar con los mini-tomates y las cebolletas picadas. Refrigere 1 hora antes de servir.

GALLETAS DE PARMESANO

Ingredientes:

1 1/2 taza de semillas de girasol

1/2 taza de semillas de chía

3/4 taza de queso parmesano finamente rallado

2 cucharadas de romero fresco finamente picado

1/2 cucharadita de ajo en polvo

1/2 cucharadita de polvo de hornear

1 huevo grande

2 cucharadas de mantequilla derretida

1/2 cucharadita de sal

Preparación:

Precaliente el horno a 150 grados C

En una licuadora, a intensidad media, muele las semillas de girasol y la chía

Coloque en un tazón grande para mezclar.

Agregue parmesano, romero fresco, ajo en polvo y levadura en polvo.

Mezclar el huevo con la mantequilla derretida y mezclar.

Extienda sobre un papel pergamino grande y coloque un segundo papel pergamino encima y enrolle hasta 3 mm.

Retire el papel de pergamino superior Tome un cuchillo para pizza y córtelo en cuadrados de 2 pulgadas

Espolvorear ligeramente con sal.

Colocar en el horno y hornear de 40 a 45 minutos hasta que los bordes estén dorados y firmes al tacto.

Almacenar a temperatura ambiente algunos días.

ROLLO DE QUESO CREMA

Ingredientes:

4 tazas de queso crema ablandado

1/2 taza de tomates secados al sol finamente picados

1/2 taza de pimientos rojos finamente picados

1/4 taza de pepinillos en rodajas finas

1/4 taza de cebollino fresco finamente picado

1/4 taza de perejil fresco finamente picado

1 cucharada de cebolla en polvo

2 cucharaditas de ajo en polvo Sal y pimienta

Decoraciones:

1 1/2 tazas de aceitunas negras, verdes o de su elección, secas con una toalla de papel

1/2 taza de tomates secados al sol, secados con una toalla de papel

Preparación:

Combina todos los ingredientes en un bol. Toma un papel de envolver y coloca la preparación.

Haz un rollo.

Ponga en el frigorífico durante unos 20 minutos.

Sacar y colocar en una fuente para servir. Adorne con aceitunas y tomates secos.

VIEIRAS ENVUELTAS EN TOCINO

Ingredientes:

16 vieiras de mar

8 rebanadas de tocino, cortadas por la mitad en cruz

16 palillos de dientes

Aceite de oliva sal y pimienta

Preparación:

Precaliente el horno a 220 ° C.

Cubra una bandeja para hornear con papel pergamino. Poner a un lado.

Seque las vieiras con una toalla de papel y retire los músculos laterales.

Envuelva cada vieira con media rebanada de tocino y asegúrelo con un palillo.

Rocíe cada vieira con un poco de aceite de oliva y sazone con pimienta y sal. Coloca las vieiras en una sola capa sobre la bandeja para hornear preparada, dejando un espacio entre ellas para permitir que el tocino se cocine.

Hornee, de 12 a 15 minutos, hasta que las vieiras estén tiernas y opacas y el tocino esté bien cocido.

Servir caliente.

¡SALSA DE CANGREJO!

Ingredientes:

2 tazas de carne de cangrejo

1 cucharada de cebollas verdes

250 g de queso crema, ablandado 2 cucharaditas de mayonesa

2 cucharaditas de aminoácidos de coco

Jugo de 1/2 limón

1/4 cucharadita de stevia

1/4 taza de chiles picados 1/2 cucharadita de ajo cn polvo

1/4 cucharadita de pimienta negra Sal al gusto

1 taza de queso mozzarella rallado dividido

Preparación:

Precalienta el horno a 180 ° C.

En un tazón grande, combine todos los ingredientes con 1/2 taza de queso mozzarella.

En una fuente para hornear de 8 x 4 bien engrasada, agregue la mezcla de cangrejo y cubra con el queso mozzarella restante.

Hornee por 20 minutos o hasta que el queso se derrita y se dore ligeramente.

¡PALITOS DE QUESO KETO!

Ingredientes:

170 g de mozzarella rallada

85 g de harina de almendras o 1/4 taza de harina de coco

2 cucharadas de queso crema integral

1 pizca de sal

1 huevo mediano

SABORES OPCIONALES

1 cucharada de ajo machacado

1 cucharadita de romero seco

1 cucharada de perejil fresco o seco

Preparación:

Coloque el queso rallado, el queso crema, la harina de almendras y una pizca de sal en un recipiente apto para microondas.

Agrega cualquier sabor opcional. Cocine en el microondas a potencia alta durante 1 minuto.

Revuelva y luego regrese al microondas a temperatura alta durante 30 segundos adicionales.

Agregue el huevo y luego mezcle suavemente para hacer una pasta de queso.

Tome pequeñas porciones de masa de mozzarella y enrolle en palitos de pan largos y delgados.

Coloque en una bandeja para hornear forrada con papel pergamino.

Hornee a 220 C durante 10 minutos o hasta que estén doradas. Esté atento a sus palitos, ¡pueden requerir más o menos tiempo de cocción dependiendo del grosor!

MARTINI CREMOSO DE CAMARONES TOSCANO

Ingredientes:

2 cucharadas de mantequilla con sal

6 dientes de ajo picados

24 langostinos argentinos grandes

1/2 taza de vino blanco bajo en azúcar

75 g de cebolla picada

30 g de tomates secos en aceite, cortados en tiras

2/3 taza de queso parmesano rallado

1 taza de crema al 35%

3 tazas de espinacas tiernas

Sal y pimienta

Preparación:

En una sartén grande, derrita la mantequilla y cocine el ajo por un minuto.

Agrega los camarones y cocina por unos 4 minutos.

Retirar los camarones y reservar.

En la mantequilla restante, ablande las cebollas. Vierta el vino y reduzca a la mitad.

Agregue los tomates secos y cocine por 2 minutos.

A fuego lento, agregue la crema y deje hervir suavemente.

Condimentar con sal y pimienta. Agrega las espinacas, cocina por 2 minutos. Agrega el queso parmesano y deja que se derrita en la nata.

Devuelva los camarones y sírvalos en tazas de Martini (¡o en vasos pequeños!)

PIÑONES DE CHAM RELLENOS DE ESPINACAS, BACON Y QUESO FONTINA

Ingredientes:

18 champiñones grandes

4 rebanadas de tocino, en cubitos 2 cucharadas de mantequilla

2 cucharadas de cebolla (finamente picada)

150 g de hojas tiernas de espinaca (picadas)

3/4 taza de queso Fontina rallado (rallado, dividido)

Sal y pimienta.

Preparación:

Caliente el horno a 200 ° C

Cubra una bandeja para hornear con borde con papel pergamino. Lava los champiñones. Retire los tallos de las tapas.

Coloque las tapas, con los lados redondeados hacia abajo, en la bandeja para hornear preparada. Corta los tallos y reserva.

En una sartén a fuego medio, dore el tocino hasta que esté crujiente; escurrir bien. Deje aproximadamente 1 cucharada de grasa de tocino en la sartén.

Agregue 2 cucharadas de mantequilla a la grasa del tocino y cocine a fuego medio. Agregue los tallos de champiñones picados reservados y la cebolla picada o la cebolla verde. Cocine, revolviendo constantemente, hasta que la cebolla esté transparente, aproximadamente 3 minutos.

Agregue las espinacas picadas a la sartén y cocine hasta que las espinacas se ablanden, aproximadamente de 2 a 3 minutos. Escurre el exceso de jugo de la sartén y transfiere la mezcla de espinacas a un bol para que se enfríe un poco.

Agregue el tocino y 1/2 taza de queso a la mezcla de espinacas ligeramente enfriada. Mezcla. Añadir sal y pimienta al gusto.

Ponga de 2 a 3 cucharaditas de la mezcla en cada tapa de hongo. Cubra cada uno con un poco más de fontina.

Hornee durante unos 15 minutos o hasta que el queso se derrita y se dore ligeramente y las tapas de los champiñones estén doradas.

PRINCIPALES

HUEVOS CETOGÉNICOS

Porciones: 1 a 2

Tiempo de preparación: 5 minutos

Tiempo de cocción: 15 minutos

Extremadamente fácil de hacer y bastante sabroso, incluso si yo mismo lo digo.

Ingredientes

3 fetas gruesas de tocino o 2 salchichas

¼ a ⅓ taza de mantequilla de animales

4 a 5 huevos

Sal

Perejil (o tu condimento favorito)

¼ de taza de queso descremado rallado (opcional)

3 cucharadas de crema agria, para servir

½ aguacate, para servir

Preparación

1. En una sartén mediana o sartén, fríe el tocino o las hamburguesas de salchicha a fuego medio hasta que esté bien cocido. Use una espumadera para quitar el tocino o salchicha y reservar, dejando la grasa en la sartén.

2. Agregue la mantequilla, luego, una vez derretida, rompa los huevos directamente en la sartén, agregue la sal, el perejil y el queso. Revuelva todos los ingredientes junto con una espátula hasta que esté completamente mezclado y cocido a su gusto.

3. Sirva los huevos y la carne junto con la crema agria y el aguacate.

KETO PIZZA FRITTATA

Porciones: 6

Tiempo de preparación: 15 minutos

Tiempo de cocción: 35 minutos

¿A quién no le gusta la pizza, ¿verdad? Podría pensar que con una dieta cetogénica, estaría fuera de los límites. Pero esta deliciosa receta de uno de mis favoritos autores de libros de cocina encaja perfectamente, sin la corteza de la bomba de trigo que es típico de la mayoría de las pizzas. Cuando elige alimentos elaborados con calidad ingredientes, que no tendrán un impacto metabólico negativo en su cuerpo, y que nutrirá bien tu cuerpo, entonces has descubierto la mentalidad que se necesita para controlar con éxito su peso y su salud. ¡Felicidades!

Ingredientes

MEZCLA DE ESPECIAS DE SALCHICHA ITALIANA

1 cucharadita de sal

1 cucharada de semillas de hinojo molidas

1 cucharada de salvia molida

1 cucharada de cebolla

¼ de cucharadita de pimienta blanca o 1 cucharadita de pimienta negra

2 cucharaditas de perejil picado

2 kilos de carne de cerdo molida

8 huevos

1¼ cucharadita de sal, dividida ½ cucharadita de pimienta negra recién molida

½ taza de salsa de tomate

½ cucharadita de albahaca

½ cucharadita de orégano seco

½ cucharadita de ajo

1 cucharada de mantequilla

1 pimiento morrón, sin semillas y en rodajas

5 champiñones blancos, en rodajas

3 cebollas verdes en rodajas

½ taza de aceitunas en rodajas

Preparación

1. Precaliente el horno a 200 ° C.

2. En un tazón pequeño, combine todos los ingredientes de la mezcla de especias y reserve.

Solamente en esta receta se usará 1 cucharada; el resto se puede almacenar en un recipiente hermético hasta por 6 meses.

3. Caliente una sartén grande para horno a fuego medio. Mientras la sartén está calentando, combine la carne de cerdo molida y 1 cucharada de la mezcla de especias en un tazón mediano y mézclelos hasta que las especias estén uniformemente repartidas. Agregue la carne a la sartén y cocine hasta que esté un poco rosada visible, aproximadamente 10 minutos, rompiendo la carne con una espátula resistente al calor o cuchara de madera. Retirar el cerdo de la sartén y reservar. (No laves lo usarás de nuevo.)

4. En un tazón pequeño, mezcle los huevos, 1 cucharadita de sal y la pimienta. En otro tazón pequeño, mezcle la salsa de tomate, la albahaca, orégano, ajo granulado y ¼ de cucharadita de sal restante. Establecer ambos cuencos a un lado.

5. Derretir el aceite de coco a fuego medio en la misma sartén que usaste para cocinar la carne de cerdo, luego agregue el pimiento y cocine hasta que comience a ablandarse, aproximadamente 5 minutos. Agrega los champiñones y cocina por 2 minutos, o hasta que se ablanden ligeramente. Vuelva a poner la carne en la sartén junto con la mayor parte del verde, cebollas (reservando un poco para decorar) y las aceitunas y revuelva para combinar todos los ingredientes.

6. Vierta la mezcla de huevo e incline la sartén hacia adelante y hacia atrás hasta que los huevos cubran todo el fondo de la sartén. Si es necesario, agite suavemente los ingredientes para distribuirlos uniformemente. Deje coci-

nar por unos 5 minutos, o hasta que los bordes empezar a fraguar.

7. Rocíe la mezcla de salsa de tomate sobre los huevos, luego coloque la sartén en el horno y cocine de 8 a 10 minutos, o hasta que los huevos estén listos. Para verificar, use un cuchillo para hacer un corte en el centro de la frittata, si el huevo crudo corre a lo largo del corte, cocine por otros 2 a 3 minutos y revise nuevamente. Deje reposar por 5 minutos antes de cortar y servir.

POLLO KETO ASADO PERFECTO

Porciones: 4

Tiempo de preparación: 10 minutos

Tiempo de cocción: 1½ horas

Ingredientes

1 (1 a 1,5 kilogramos) de pollo entero

Sal

Pimienta negra recién molida

1 manojo de tomillo fresco

1 limón cortado por la mitad

1 cabeza de ajo, pelada y cortada por la mitad transversalmente

2 cucharadas de aceite de oliva virgen

1 cebolla mediana, cortada en cuartos

Preparación

1. Precaliente el horno a 220 ° C.

2. Quite las menudencias de pollo, enjuague el pollo por dentro y por fuera y séquelo. Coloque el pollo en una fuente para hornear de 23 por 33 centímetros y espolvoree generosamente dentro del pollo con sal y pimienta.

3. Rellene la cavidad con tomillo, limón y ajo. Cepille el exterior del pollo con aceite de oliva y espolvorear con sal y pimienta.

4. Ate las piernas con hilo de cocina y meta las alas debajo del cuerpo. Coloque cada cuarto de cebolla en una esquina de la fuente para hornear. Asar el pollo durante 1 ½ horas, o hasta que los jugos salgan claros. Deje enfriar un poco y sirva.

BOMBAS CETOGÉNICAS DE MANTEQUILLA DE ALMENDRAS

Rendimiento: 16 piezas

Tiempo de preparación: 5 minutos

Tiempo de cocción: 2 horas para congelar

Ingredientes

1 taza de mantequilla de almendras

¾ taza de aceite de coco orgánico sin refinar

2 cucharadas de mantequilla sin sal

2 a 3 cucharaditas de extracto de stevia en polvo

Preparación

1. Coloque todos los ingredientes en un tazón grande y cocine en el microondas durante 45 segundos.

2. Batir los ingredientes y verter la mezcla en bandejas para cubitos de hielo. Congela por 2 horas.

3. Una vez que estén congeladas, puedes sacar las bombas de grasa de las bandejas de cubitos de hielo y guárdelos en un recipiente hermético en el congelador, ¡o guárdelos en las bandejas de cubitos de hielo!

BARRITAS ENERGÉTICAS

Rendimiento: 18 a 24 barras

Tiempo de preparación: 10 minutos

Tiempo de cocción: 3 horas para enfriar

Ingredientes

1 taza de aceite de coco derretido

1 taza de mantequilla de almendras, mantequilla de nuez de macadamia o mantequilla de anacardo

½ taza de proteína en polvo

1 taza de coco rallado sin azúcar

½ taza de arándanos secos, pasas o cerezas secas

1 taza de almendras, nueces, nueces o avellanas en rodajas

½ taza de semillas de cacao

1 cucharadita de canela (opcional)

¼ de cucharadita de sal marina

Preparación

1. En un tazón mediano, mezcle el aceite de coco, la mantequilla de nueces y la proteína polvo hasta que quede suave. Agregue los ingredientes restantes y revuelva.

2. Cubra una bandeja para hornear o un molde para pasteles con papel pergamino, asegurándose de cubrir los lados. Vierta la masa. Cubrir y refrigere durante aproximadamente 3 horas, o hasta que esté sólido.

3. Levante las barras de la bandeja para hornear con el papel pergamino debajo y cortar en cuadritos para servir.

4. ¡Guarde las barras en el refrigerador! Si se calientan demasiado, el aceite de coco derretir y se convertirán en un charco.

BEARNESA KETO CASERA

Salsa

Rendimiento: 1 taza

Tiempo de preparación: 5 a 10 minutos

Tiempo de cocción: 20 a 25 minutos

Ingredientes

5 cucharadas de mantequilla animal

12 huevos

¼ taza de vinagre de vino blanco

Una pizca de albahaca seca u otra especia de su elección (como italiana condimento o estragón)

Pizca de sal

Una pizca de pimienta negra recién molida

Preparación

1. En una sartén pequeña a fuego medio-alto, agregue la mantequilla. Mientras se derrite, en un tazón grande para mezclar separe las yemas de huevo de las claras, desechando los blancos. Batir bien las yemas hasta que quede suave y cremoso. A la sartén, agregue el vinagre de vino blanco, la albahaca seca, la sal marina y la pimienta. y reduzca el fuego a medio-bajo. Deje hervir a fuego lento durante 10 a 15 minutos, revolviendo ocasionalmente.

3. Retirar del fuego y dejar enfriar durante 10 minutos, luego verter la mezcla de mantequilla. lentamente en las yemas de huevo batidas, revolviendo constantemente. Una vez que toda la mantequilla esté en el tazón, batir enérgicamente hasta que salga una hermosa salsa cremosa.

4. Úselo inmediatamente y vierta encima de espaguetis, bistec alimentado con pasto o cualquier cosa a la que quieras agregar más grasa.

REVUELTO DE HAMBURGUESAS DE CHAMPIÑONES

Porciones: 6 a 8

Tiempo de preparación: 10 minutos

Tiempo de cocción: 45 a 50 minutos

Ingredientes

1 kilo de carne molida alimentada con pasto

1 cebolla pequeña picada

2 dientes de ajo picados

450 gramos de champiñones frescos, rebanados

250 gramos de queso crema, ablandado

½ taza de queso parmesano rallado (50 gramos), más adicional para cubrir

(Opcional)

½ taza de crema espesa

½ cucharadita de ajo en polvo

1½ cucharaditas de sal marina

½ cucharadita de pimienta negra recién molida

Mantequilla, manteca de cerdo o sebo, para engrasar la sartén

Preparación

1. Precaliente el horno a 180 ° C.

2. En una olla grande o en un horno holandés a fuego medio-alto, dore la hamburguesa, cebolla y ajo; escurra la grasa si lo desea (mantengo la grasa adentro). Revuelva en el hongos. Cocine, revolviendo ocasionalmente, hasta que los champiñones estén tiernos, unos 5 minutos.

3. Agregue el queso crema ablandado, triturándolo con la carne para que se mezcle bien. Remover en el queso parmesano y la nata; mezclar bien. Agregue el ajo en polvo, la sal, y pimienta y ajustar al gusto.

4. Engrase una cazuela de 2 cuartos de galón y vierta la mezcla. Espolvorear un poco queso parmesano adicional por encima, si lo desea. Hornee, sin tapar, de 30 a 35 minutos, hasta que esté burbujeante y dorado.

GACHAS DE COCO Y ALMENDRAS

Postres para mejorar la pérdida de peso

Porciones: 1

Tiempo de cocción: 10 minutos

Ingredientes

¾ taza de crema de coco

½ taza de almendras molidas

Stevia

1 cucharadita de canela en polvo

Pizca de nuez moscada

Pizca de clavo

Pizca de cardamomo (opcional)

Preparación

1. Caliente la crema de coco en una cacerola pequeña a fuego medio hasta que se forme una líquida.

2. Agregue las almendras molidas y la tevia al gusto y mezcle bien. Sigue revolviendo por aproximadamente 5 minutos, hasta que la mezcla comience a espesarse.

3. Agregue la canela, la nuez moscada, el clavo y el cardamomo; probar y agregar más si deseado. Servir caliente.

COLES DE BRUSELAS CON TOCINO

Porciones: 2 a 3

Tiempo de preparación: 10 minutos

Tiempo de cocción: 30 minutos

Ingredientes

3 rebanadas de tocino

3 tazas de coles de Bruselas cortadas a la mitad

1 cucharada de ajo en polvo

Sal marina

Preparación

1. En una sartén cocine el tocino, retírelo de la sartén y reserve.

2. Agregue las coles de Bruselas a la sartén y cocine con la grasa de tocino sobre a fuego medio-bajo hasta que esté dorado y suave, aproximadamente 18 minutos, revolviendo cada 3 minutos. Mientras se cocinan los brotes, desmenuza o corta el tocino cocido en trozos.

3. Agregue los trozos de tocino y el ajo en polvo a las coles de Bruselas y sal gusto.

ESPINACA A LA CREMA AL HORNO

Porciones: 4 a 6

Tiempo de preparación: 10 minutos

Tiempo de cocción: 50 minutos

Ingredientes

1 kilo de espinacas frescas

1 cucharada de aceite de coco

500 gramos de cebollas picadas

2 cucharaditas de harina de konjac o glucomanano en polvo

2 tazas de leche de coco

¼ taza de crema espesa

Pizca de sal marina

Una pizca de pimienta negra recién molida

Preparación

1 cucharadita de nuez moscada molida

2 huevos, separados 1. Precaliente el horno a 180 ° C.

3. Coloque las espinacas en una sartén grande y seca, cubra y cocine a fuego medio durante 10 minutos, o hasta

que esté completamente marchito. Retire las espinacas de la sartén, escurrir bien, picar finamente y reservar.

4. En la misma sartén, derrita el aceite de coco a fuego medio. Agrega la picada cebollas y cocine hasta que estén transparentes, unos 5 minutos.

5. Agregue la harina de konjac a un tazón pequeño y mezcle rápidamente 1 taza de leche de coco. Agregue la mezcla de leche konjac a las cebollas y revuelva hasta que la mezcla se ha espesado, aproximadamente 2 minutos. Agregue la 1 taza restante de leche de coco, la nata, sal, pimienta, nuez moscada molida, yemas de huevo y espinaca picada y revuelva hasta que esté completamente mezclado. Reduzca el fuego a bajo y deje hervir a fuego lento hasta que las claras de huevo estén listas para agregar.

6. En un tazón pequeño, use una batidora de mano en alto para batir las claras de huevo hasta que estén muy rígido. Retire la sartén con las espinacas del fuego y rápida y con cuidado incorporar las claras de huevo rígidas. Coloca la mezcla de espinacas en una fuente refractaria y colocar en el horno 30 minutos, o hasta que la parte superior comience a dorarse.

KETO SKORDALIA (salsa griega de ajo)

Porciones: 12

Tiempo de preparación: 10 minutos

Tiempo de cocción: 40 minutos a 1 hora para asar el ajo.

El ajo asado le da al plato un perfil de ajo más dulce y suave, pero puedes use ajo crudo también.

Ingredientes

1 cabeza de ajo

¾ taza de aceite

½ cucharadita de sal

2 aguacates maduros grandes, pelados, partidos por la mitad y sin hueso

¼ taza de jugo de limón fresco

1 cucharada de vinagre de sidra de manzana

½ cucharadita de pimienta negra recién molida

Preparación

1. Precaliente el horno a 200°C.

2. Coloque la cabeza de ajo en una bandeja para hornear y espolvoree con una pizca de aceite. Hornee durante 40 minutos a 1 hora; cuando el ajo esté suave y exprimible,

está listo. Retirar el ajo del horno y dejar enfriar, luego retirar los clavos de olor. En esta receta se utilizarán ocho dientes; reserve el resto para uso posterior.

3. Coloque 8 dientes de ajo y la sal en una licuadora o procesador de alimentos y haga puré hasta que esté suave. Agregue los aguacates y haga puré.

4. Agregue gradualmente el aceite, el jugo de limón y el vinagre, rotando entre los tres y haciendo puré en el medio. Agrega la pimienta y usa un tenedor para mezclar enérgicamente. Hasta que esté muy suave.

5. Sirva con kebabs o pimientos morrones en rodajas. La inmersión se mantendrá en el refrigerador durante aproximadamente 1 semana. Deje que alcance la temperatura ambiente durante varias horas antes de servir.

"POROTOS REFRITOS" KETO SALUDABLES

Porciones: 4

Tiempo de preparación: 10 minutos

Tiempo de cocción: 25 a 30 minutos

Ingredientes

1 berenjena o calabacín, pelados y en cubos (aproximadamente 4 tazas)

4 rebanadas de tocino

1 taza de cebollas amarillas picadas

1 cucharada de ajo picado

1 cucharada de chile jalapeño, picado y sin semillas

1 cucharada de chile en polvo 1 cucharadita de comino molido

½ cucharadita de sal

Pizca de pimienta de cayena

½ cucharadita de orégano picado

½ taza de queso blanco rallado o queso cheddar, para decorar (opcional)

¼ de taza de cilantro fresco picado, para decorar (opcional)

Preparación

1. En una sartén a fuego medio-alto sofreír la berenjena y tocino hasta que el tocino esté frito y la berenjena muy blanda, unos 10 minutos. Reserva la grasa del tocino. Transfiera la berenjena y el tocino a una comida. Procesador y licuado hasta que quede suave

2. En una sartén grande y pesada, caliente la grasa de tocino reservada a fuego medio-alto. Agregue las cebollas y cocine, revolviendo continuamente, hasta que estén blandas, aproximadamente 3 minutos. Agregue el ajo, el jalapeño, el chile en polvo, el comino, la sal y la pimienta de cayena. Cocine, revolviendo continuamente, hasta que esté fragante, entre 45 segundos y 1 minuto. Agregue el puré de berenjena y el orégano, y revuelva para combinar.

3. Cocine, revolviendo continuamente con una cuchara de madera pesada, hasta que la mezcla forma una pasta espesa, aproximadamente de 5 a 10 minutos, agregando 1 cucharada de agua a la hora para evitar que se seque. Adorne con queso y cilantro, y servir.

SALMÓN ENVUELTO EN TOCINO

Porciones: 2

Tiempo de preparación: 5 a 10 minutos

Tiempo de cocción: 20 a 25 minutos

Ingredientes

2 cucharadas de manteca

6 rebanadas gruesas de tocino

2 filetes de salmón

4 cucharadas de crema agria

Sal de ajo

Preparación

1. En una sartén a fuego medio, agregue la mantequilla. Mientras se derrite, envuelva 3 rodajas de tocino grueso alrededor de cada filete de salmón, cubriéndolo completamente. Las rodajas del tocino deben adherirse bastante bien al salmón.

2. Coloque con cuidado los filetes de salmón envueltos en tocino en la sartén y cocine durante 7 a 8 minutos, hasta que estén doradas y crujientes. Voltee el salmón y salpique la manteca caliente por los lados para ayudar a cocinar uniformemente el tocino y el salmón.

3. Mezclar la crema agria con sal de ajo al gusto, dividir en dos porciones iguales, y sirva con el salmón.

CHOCOLATE CETOGÉNICO

Rendimiento: 200 a 250 gramos

Porciones: 2 a 4

Tiempo de cocción: 15 minutos, más 15 a 30 minutos para enfriar

Esta receta de chocolate saludable tiene muy poca azúcar en comparación al chocolate comprado en la tienda, y es mucho más nutritivo. Está cargado de saludables grasas y no contiene lácteos ni cereales, y es completamente libre de gluten.

Ingredientes

2 cucharadas de aceite de coco

2 cucharadas soperas de manteca de cacao

3 cucharadas de cacao en polvo

3 a 4 cucharadas de leche de coco o leche de almendras (opcional)

1 cucharadita de extracto de vainilla

1 cucharadita de canela

Pizca de sal

Stevia

1. En una sartén a fuego muy lento, derrita el aceite de coco y la manteca de cacao. No haga hervir; cuanto más lento se derritan, mejor. Una vez que la mezcla es completamente derretida, apague el fuego y mezcle el cacao en polvo. Derretido el chocolate casero es más líquido que el chocolate comprado en la tienda, pero debería se ve oscuro y algo cremoso.

2. Mezcle la leche de coco si desea más sabor a chocolate con leche. Añadir el extracto de vainilla, la canela y la sal, y agregue stevia al gusto. Revuelva bien para combinar.

3. Deje que la mezcla de chocolate se enfríe en la sartén hasta que llegue a temperatura ambiente. Una vez a temperatura ambiente, agregue condimento. Remover bien una vez más, tapar y meter en el frigorífico durante 30 minutos o en el congelador durante 15 minutos, hasta que se solidifique. En el refrigerador, revísalo cada 5 o 10 minutos y mézclalo con una cuchara dos a dos tres veces hasta que comience a solidificarse, ya que los aceites quieren separarse. (Este paso no es necesario si lo congela).

4. Una vez que el chocolate esté sólido, rómpelo y póngalo en un recipiente de vidrio. El chocolate tiene una temperatura de fusión más baja que el chocolate comprado en la tienda, por lo que guárdelo en la heladera.

PIZZA KETO DELGADA

Rinde: 4 porciones

Tiempo de preparación: 15 minutos

Tiempo de cocción: 45 minutos

Ingredientes

½ taza de piel o chicharrones molidos

¾ taza de piel de pollo molida

2 cucharaditas de condimento italiano

1 cucharadita de ajo en polvo

4 huevos marrones grandes

Mantequilla, para engrasar la bandeja para hornear

½ taza de salsa marinada, salsa BBQ u otra salsa ½ taza de queso parmesano de leche cruda

Preparación

1. Precaliente el horno a 170°C.

2. En un tazón mediano, combine las pieles de cerdo molidas, las pieles de pollo molidas, condimento italiano y ajo en polvo. En un tazón grande aparte, bata los huevos. Agrega los ingredientes secos a los huevos para formar una masa de pizza. Aplanar la masa a mano o extiéndalo al tamaño deseado.

3. Engrase una bandeja para hornear con mantequilla o ghee, extienda la masa de pizza en la bandeja y hornee en el horno durante 20 a 25 minutos, hasta que la corteza se vuelva dorado y crujiente. Retirar del horno y dejar reposar durante 5 minutos.

4. Unte la salsa sobre la base y agregue los ingredientes que desee. Volver a el horno y hornee hasta que el queso se derrita, aproximadamente de 12 a 15 minutos.

STROGANOFF DE CARNE KETO

Porciones: 4

Tiempo de preparación: 10 minutos

Tiempo de cocción: 20 a 30 minutos

Ingredientes

Para una versión más rica en nutrientes, agregue 90 gramos de hígado rallado. ¡Nadie lo sabrá nunca!

1 cucharada de manteca animal

1 cebolla mediana picada

2 a 3 dientes de ajo picados

500 gramos de carne molida

60 a 90 gramos de queso cheddar u otro queso duro, rallado

2 cucharadas de crema

Sal y pimienta negra recién molida

2 manojos de espinacas frescas u otras verduras, para servir

Preparación

1. Agregue la mantequilla a una sartén de hierro fundido caliente a fuego medio-alto. Cuando se haya derretido,

agregue la cebolla y el ajo y cocine hasta que esté transparente, aproximadamente 5 a 7 minutos.

2. Agregue la carne molida y cocine hasta que esté cocida deseada, dividiendo la carne cocina. Reduzca el fuego a bajo, agregue el queso y derrita suavemente.

3. Apague el fuego. Agrega la nata hasta lograr la textura deseada. Sal y pimienta al gusto y revuelva bien.

4. Sirve sobre una cama de espinacas y disfruta!

MAYONESA DE TOCINO

Rendimiento: 1⅓ taza

Tiempo de preparación: 5 a 10 minutos

En lugar de aceite de oliva en esta receta, intente usar la misma cantidad de grasa de tocino. Tú ¡No has vivido hasta que hayas probado la mayonesa de tocino!

Ingredientes

2 huevos grandes

2 yemas de huevo

½ cucharadita de sal

1 cucharada de mostaza 2 cucharadas de jugo de limón

1 cucharada de vinagre de vino blanco

½ taza de aceite de oliva virgen extra

½ taza de aceite de coco

Preparación

1. Agregue todos los ingredientes a un tazón grande, si está usando una inmersión licuadora o procesador de alimentos. Licue hasta que espese hasta obtener la consistencia deseada.

2. Almacene en un frasco de vidrio o recipiente con cierre hermético en el refrigerador hasta por 10 días.

ESTOFADO DE POLLO DE ÁFRICA OCCIDENTAL

Porciones: 4

Tiempo de preparación: 10 minutos

Tiempo de cocción: 1 hora

Ingredientes

500 gramos de muslos de pollo deshuesados y sin piel

Sal y pimienta negra recién molida

1 cucharada de aceite de coco

½ cebolla mediana, cortada en cubitos (aproximadamente ½ taza)

1 pieza (1 pulgada) de jengibre fresco, rallado (aproximadamente 1 cucharada)

3 dientes de ajo, picados (aproximadamente 1 cucharada)

½ cucharada de cilantro molido

½ cucharadita de pimienta de cayena

1 hoja de laurel

1 taza de tomates triturados

¼ taza de agua

¼ taza de mantequilla de almendras (sin azúcar agregada)

¼ de cucharadita de extracto de vainilla

Perejil picado, para decorar

Mantequilla (opcional, para agregar grasa)

Preparación

1. Espolvoree el pollo con entusiasmo con sal y pimienta. Calentar una sopa grande olla a fuego medio-alto, aproximadamente 3 minutos. Agrega el aceite de coco y deja que se derrita. Agrega el pollo en una sola capa y dora bien por ambos lados, unos 10 minutos. (No apriete la sartén; cocine en lotes si es necesario). Transfiera el pollo a un tazón.

2. En la misma olla, cocine la cebolla y el jengibre hasta que estén suaves, aproximadamente de 5 a 7 minutos. Agregue el ajo, el cilantro, la pimienta de cayena y la hoja de laurel y cocine hasta que estén fragantes, unos 30 segundos. Agregue los tomates y el agua, revolviendo para combinar. Hacerse un nido el pollo en la salsa, junto con los jugos que liberó en el bol.

Aumente el fuego para que la olla hierva, luego reduzca a fuego lento y cocine, tapado, durante 25 minutos.

3. Retire el pollo de la olla; será muy tierno. Romper el pollo en trozos grandes con el borde de una cuchara de madera. Agrega la mantequilla de almendras y vainilla a la olla y mezclar para combinar. Regrese el pollo a la olla

y cubrir. Caliente, unos 5 minutos, luego sirva, espolvo-
reado con perejil.

Agregue mantequilla encima si desea más grasa.

FUDGE DE MACADAMIA Y AGUACATE PARA CONGELAR

Rendimiento: 2 tazas

Tiempo de preparación: 15 minutos

Tiempo de cocción: 10 minutos, más 3 horas para congelar.

Ingredientes

½ taza de nueces de macadamia

¼ taza de chocolate amargo rallado o rallado (100% cacao) (60 gramos)

¼ de taza de ghee

¼ taza de mantequilla de coco

Stevia líquida, a gusto

¼ de cucharadita de extracto de vainilla

⅛ cucharadita de sal

4 yemas de huevo grandes

1 aguacate mediano, pelado, cortado por la mitad y sin hueso

2 cucharadas de aceite.

Preparación

En la parte superior de una olla doble, combine las nueces de macadamia, el chocolate, el ghee, mantequilla de coco, stevia, vainilla y sal. Coloque aproximadamente 1½ tazas de agua en el fondo del baño maría, poner la mezcla de chocolate encima y colocar a fuego medio-alto. Deje que el chocolate se derrita por completo, revolviendo ocasionalmente.

2. Una vez que la mezcla esté derretida y combinada, viértela en una licuadora y licúa hasta que las nueces estén suaves. Porque se calentaron al baño maría, este proceso es bastante rápido. Una vez que la mezcla esté suave, agrega las yemas de huevo, aguacate y aceite. Licúa para alisarlo nuevamente.

3. Ahora debería tener un budín tibio y bastante denso. Se puede comer bien frío o congelado para solidificar. Para congelar, transfiera la mezcla a tazones, galleta en forma de cortador o, para quitarlo fácilmente, en un molde para muffins de silicona y congelador durante 3 horas.

4. Consérvese en el freezer o heladera (dependiendo de la densidad y temperatura que más te guste.

BARRAS DE LIMÓN DELICIOSAS

Rendimiento: 9 cuadrados

Tiempo de preparación: 15 minutos

Tiempo de cocción: 5 minutos, más 2 horas para enfriar

Ingredientes

2 tazas de leche de coco entera

½ taza de agua

1 cucharada colmada de gelatina de animales alimentados con pasto

1 cucharadita de extracto de stevia en polvo

2 cucharadas de jugo de limón

2 cucharaditas de ralladura de limón

2 cucharadas de semillas de chía

1 taza de harina de almendras

¼ de cucharadita de sal marina

¼ taza de aceite de coco derretido

Mantequilla o aceite de coco, para engrasar la sartén

Preparación

1. Calentar la leche de coco y el agua en una cacerola a fuego medio. Añade la gelatina y batir hasta que se disuelva. Agregue la stevia, el jugo de limón y el limón. ralladura, retirar del fuego y reservar.

2. En un molinillo de café, muele las semillas de chía hasta obtener un polvo fino. En un medio cuenco, mezcle las semillas de chía molidas, la harina de almendras, la sal marina y el coco derretido aceite hasta que esté bien combinado.

3. Engrase una fuente para hornear de vidrio de 8 por 8 pulgadas y vierta la mezcla de semillas de chía, usando los dedos para esparcirlo uniformemente sobre el fondo del plato. Vierta la gelatina de limón sobre la base y refrigerar por 2 horas. Cortar y servir.

ACOMPAÑAMIENTO

ENSALADA CREMOSA DE BRÓCOLI Y ALMENDRAS

Ingredientes

½ cebollas rojas picadas

4 1/2 tazas brócoli, cortado en floretes y tallos

1 pizca sal

4 cucharadas 2% de yogur natural

2 cucharadas limón, exprimido en jugo

4 cucharada aceite de oliva virgen extra

1/4 taza almendras fileteadas

8 cucharadas uvas

40 g queso azul, desmenuzado

pimienta al gusto

Preparación:

Pica la cebolla muy finamente. Mientras prepara el resto, marina la cebolla en un bol pequeño lleno de agua con unas gotas de vinagre. Esto se puede hacer el día anterior si se conserva en la nevera. El objetivo de esta operación es hacer que la cebolla cruda sea más crujiente y digerible.

Prepara el brócoli: lávalos y separa los floretes. Pelar y quitar la parte fibrosa de los tallos y cortarlos en trozos pequeños. La decoloración en una olla con agua hirviendo, hasta que estén ligeramente tiernas (al dente), unos 4 min. Escurrir y reservar.

En un bol, mezcla el yogur con el jugo de limón y el aceite. Agrega el brócoli, la cebolla, las almendras y las pasas. Condimente con pimienta al gusto, agregue el queso desmenuzado y sirva.

¡EL MEJOR PURÉ DE COLIFLOR!!

Ingredientes:

1 coliflor grande, cortada en floretes pequeños

85 g de queso crema bajo en grasa

2 cucharadas de mantequilla con sal

1 1/2 cucharaditas de ajo picado salteado (si no lo compras ya preparado)

1 cucharada de romero fresco, picado en trozos pequeños, opcional

Preparación:

Ponga a hervir una olla mediana con agua.

Una vez que el agua esté hirviendo, cocine la coliflor durante 8 a 10 minutos o hasta que esté tierna con un tenedor.

Retirar y escurrir la coliflor.

Coloque la coliflor junto con todos los demás ingredientes en una licuadora o procesador de alimentos y mezcle hasta que quede suave y cremoso.

ESPINACA CREMOSA DELUXE

Ingredientes:

2 libras de hojas tiernas de espinaca, lavadas

1/2 taza de crema espesa

900 g de mantequilla (½ barra) 1/4 taza de queso parmesano rallado Sal y pimienta negra, al gusto

Preparación:

En una cacerola grande de base pesada, caliente las espinacas a fuego medio-alto. Puede agregar una pequeña cantidad de agua a la olla antes de agregar las espinacas.

A medida que cocine la espinaca, se ablandará y se volverá de un color verde brillante mientras se reduce significativamente en volumen. Puede tomar de 5 a 6 minutos o un poco más.

Coloque las hojas de espinaca cocidas en un tazón grande con agua helada. Esto evitará que las espinacas se cocinen y mantendrá ese color verde brillante.

Escurre y exprime el exceso de agua de las espinacas. Apriete a mano, un puñado a la vez (esta es la mejor manera). Puede transferir cada puñado exprimido directamente al tazón de su procesador de alimentos, ya que el siguiente paso será hacer puré.

Mientras tanto, calienta la nata a fuego medio. Deje que la crema se reduzca un poco.

Pon las espinacas en un procesador de alimentos, haz un puré hasta que quede suave.

Regrese el puré de espinacas a la olla y agregue la mantequilla, la crema y el queso. Cocine a fuego medio, revolviendo constantemente (para recalentar).

Sazone al gusto con sal y pimienta negra.

Servir inmediatamente.

¡SALSA DE ARÁNDANOS BAJA EN CARBOHIDRATOS!

Ingredientes:

350 g de arándanos frescos 1 taza de edulcorante en polvo

1 taza de agua

1 cucharadita de ralladura de naranja

½ cucharadita de canela

Opcional

Pizca de sal

Preparación:

Coloque todos los ingredientes en una cacerola mediana y deje hervir.

Cocine a fuego medio, revolviendo ocasionalmente, hasta que la mayoría de las bayas hayan estallado.

Tritura los arándanos al tamaño deseado. La salsa se espesa a medida que se enfría.

Refrigere 4 horas o hasta que esté listo para servir.

PASTEL DE SALMÓN Y ESPINACAS SALUDABLE Y SABROSO

Ingredientes

300 g de espinacas congeladas

3 huevos

4 cucharadas de avena o harina de espelta pequeña

150 g de salmón a la plancha o ahumado

200 g de quark (o queso crema)

1/2 cebolla

6 cucharadas de yogur griego

1 cucharadita de bicarbonato de sodio

polvo de ajo

pimienta negro

sal (según tu gusto)

aceitunas, zanahorias, maíz, pimiento rojo, queso rallado ... (opcional)

Instrucciones

Descongela las espinacas, escúrrelas y mézclalas con la harina de avena o de espelta, un poco de sal marina, una cucharadita de bicarbonato de sodio y las yemas de huevo.

En un segundo bol, bata las claras con una pizca de sal hasta que estén firmes. Luego agrégalos a la mezcla de espinacas.

Verter la mezcla resultante en un molde cubierto con papel de horno y hornear a 180 ° C durante 15-20 minutos. Cuanto más grande sea tu molde, más bajo será tu pastel, así que elígelo según tus preferencias.

Prepara el relleno mientras se hornea el bizcocho.

En un robot de cocina, mezcla el quark, el yogur y la cebolla hasta obtener una crema tersa.

Agregue salmón a la parrilla picado o rodajas de salmón ahumado.

También puede agregar aceitunas finamente picadas, pimiento rojo, zanahorias ralladas, queso o maíz.

Condimentar y salar la guarnición al gusto.

Deje enfriar la base de espinacas y luego córtela en rodajas. Cubra cada uno con la guarnición y apílelos.

Finalmente, extiende una fina capa de relleno por todo el exterior del bizcocho y déjalo a un lado en el frigorífico durante al menos 6 horas.

Antes de servir tu pastel, puedes decorarlo con cebolla nueva picada o rodajas de tomate.

ROLLO DE PROTEÍNA BAJO EN CALORÍAS
(sin gluten y sin azúcar)

Ingredientes

Masa:

4 claras de huevo

2 cucharadas de cacao (recomiendo esta)

1 cucharadita de levadura en polvo

1 cucharada de proteína de chocolate en polvo (opcional)
(recomiendo este)

2 cucharadas de miel (solo si no está usando proteína en
polvo ya endulzada) una pizca de canela

Adornar:

120 g de quark

3 cucharadas de yogur griego

50 g de fresas (o plátano u otra fruta)

1 cucharada de proteína de vainilla en polvo (opcional)
(recomiendo esta)

2 cucharadas de miel (solo si no está usando proteína en
polvo ya endulzada)

Instrucciones

Batir las claras de huevo hasta que estén firmes, luego agregar el cacao, la proteína en polvo, la canela y la levadura.

Si no está usando proteína en polvo, agregue cualquier edulcorante de su elección.

Vierta la masa en un molde para pasteles rectangular cubierto con papel de horno y hornee a 150 ° C durante 10 a 15 minutos.

Dejar enfriar.

En un bol, combine el quark, el yogur, la proteína en polvo (o el edulcorante).

Corta la fruta en trozos y añádelos a la mezcla de quark. Si está usando plátano, puede agregarlo entero al rollo.

Extienda el relleno sobre la masa enfriada y enrolle todo en forma de tronco. Deje que el rollo se enfríe en el refrigerador durante al menos 2 horas.

PASTEL DE QUESO PRALINE

Ingredientes:

CORTEZA

500 ml (2 tazas) de almendras molidas (harina de almendras).

1/3 taza de eritritol (polvo)

100 g de mantequilla sin sal, derretida o aceite de coco

Una pizca de sal

OPCIONAL: 30 ml (2 cucharadas) de cacao.

RELLENO DE QUESO

3/4 taza de eritritol (polvo). Agrega más si te gustan los postres más dulces.

1 cucharada de harina de coco

4 paquetes de 250 g de queso crema, a temperatura ambiente

1/2 taza de crema al 35% 5 huevos

10 ml (2 cucharaditas) de extracto de vainilla

500g de mantequilla de avellana.

Preparación:

CORTEZA

En un bol mezclar todos los ingredientes.

Presione ligeramente en el fondo de un molde desmontable de + o − 25 cm.

Hornee durante unos 15 minutos (se dora la corteza). Deje enfriar completamente y unte generosamente las paredes interiores de la sartén.

Envuelva bien la base y los lados exteriores de la sartén en papel de aluminio, dejándolo colgar hacia arriba.

Doble el papel.

Reduzca la temperatura del horno a 170 ° C.

RELLENO DE QUESO

En un procesador de alimentos, combine el eritritol y la harina de coco. Agregue el resto de los ingredientes y mezcle hasta que la mezcla esté suave y homogénea.

Vierta sobre la corteza.

Prepara a baño maría: coloca el bizcocho en una fuente de horno grande y vierte agua hirviendo en el plato hasta que esté a la mitad del molde.

Hornee durante aproximadamente 1 hora 50 minutos o hasta que un termómetro insertado en el centro del pastel marque 65 ° C .

Retirar el bizcocho del baño María junto con el papel de aluminio. Deje enfriar durante aproximadamente 1 hora.

Cubra y refrigere de 6 a 8 horas o hasta que esté completamente frío.

Pase una hoja de cuchillo por todos lados, entre el molde y el bizcocho, luego desmolde.

¡PASTEL DE CAPAS KETO CON FRAM AMA-DERADO Y MASCARPONA!

Ingredientes:

PASTEL

1.5 tazas de crema espesa 3 huevos

7 yemas de huevo enteras

1,5 cucharadita de extracto de vainilla 2/3 taza de edulcorante

1/4 cucharadita de Stevia

1,5 tazas de harina de almendras

3 tazas de harina de coco

1.5 cucharaditas de bicarbonato de sodio

Una pizca de sal

REDUCCIÓN DE FRAMBUESAS

350 gr de frambuesas congeladas

1/3 taza de edulcorante

1/4 taza de agua

PARA LA CREMA DE MASCARPONE

220 g de mascarpone

1 taza de crema batida espesa 1/4 taza de edulcorante

2 tazas de agua

2 cucharaditas de gelatina en polvo

PARA LA CREMA DE MANTEQUILLA DE VAINI-
LLA

1 taza de mantequilla ablandada

1 taza de edulcorante

2 cucharaditas de extracto de vainilla

Preparación:

PASTEL

Precaliente el horno a 350 C. Engrase 3 moldes para pasteles de 20 a 25 cm.

En un tazón limpio y enfriado, bata la crema espesa hasta
que se formen picos rígidos.

Agrega los huevos, las yemas, el edulcorante, la glicerin-
na de Stevia, la harina de almendras, la harina de coco, el
bicarbonato de sodio y la sal.

Mezcle lentamente, raspando los lados, hasta que todos
los ingredientes estén completamente incorporados. No
haga sobre mezcla. Vierta la masa en los 3 moldes pre-
parados y dé golpecitos suaves para liberar las burbujas
de aire. Hornee, de 20 a 25 minutos, hasta que cuaje en el
centro.

Deje reposar en los moldes durante unos 5 minutos, o hasta que los lados se despeguen, luego voltee los moldes sobre el mostrador para que los pasteles se enfríen por completo.

REDUCCIÓN DE FRAMBUESAS

Combine las frambuesas, el edulcorante y el agua en una cacerola mediana, caliente hasta que la mezcla se haya reducido lo suficiente como para cubrir el dorso de una cuchara. Poner a un lado.

PARA LA CREMA DE MASCARPONE

Coloque el agua en un tazón pequeño. Espolvorea gelatina por encima y deja reposar durante 5 minutos.

Combine el mascarpone, la crema espesa, la vainilla y el edulcorante en su licuadora a baja velocidad.

Después de 5 minutos, calienta la gelatina en el microondas durante 10 segundos hasta que quede suave. En su licuadora aún encendida, agregue la gelatina en un chorrito sobre la mezcla de mascarpone.

Coloque la crema de mascarpone terminada en un bolsillo grande encaje con una gran punta redonda.

VERRINE NAVIDEÑO CON CASTAÑAS Y CRUJIENTE

Ingredientes para la mousse

200 ml de nata líquida entera

240 g de nata marrón

1 hoja de gelatina

Ingredientes para praliné

80 g de avellanas

80 g de azúcar

1 pizca de flor de sal

Ingredientes para las avellanas caramelizadas

6 avellanas y 80 g de azúcar

Preparación del praliné (hasta varios días antes)

Poner en un cazo el azúcar, las avellanas y una pizca de flor de sal hasta que el azúcar se derrita por completo. Cuando todas las avellanas estén cubiertas de caramelo, coloque todo en una hoja de papel de horno.

Después del enfriamiento total, mezcle todo hasta obtener un polvo (proceda varias veces para la supervivencia de su robot).

También puedes comprar un praliné en un supermercado pero el resultado no será el mismo.

Preparación de los verrines (al menos 4 horas antes de la degustación). Remoja la gelatina en agua fría para ablandarla.

Calentar la crema de castañas a fuego lento, añadir la gelatina bien escurrida y dejar enfriar.

Saca de la nevera el bol del robot y el batidor que habrás colocado allí unas horas antes para que estén fríos; para montar la nata los utensilios deben estar muy fríos.

Batir la crema hasta obtener una crema batida firme.

Mezclar un poco de nata montada con la crema de castañas para soltar esta última.

A continuación, bata el resto de la crema de castañas con la nata montada. Vierta en las verrinas.

Preparación de las avellanas (una hora antes de servir)

Poner el azúcar en un cazo sin tocarlo hasta obtener un caramelo de color ámbar.

Coloca las avellanas en un palillo de madera y sumérgelas en el caramelo.

El caramelo cubrirá las avellanas y aparecerá un hilo de azúcar.

Extienda el praliné en los verrines, coloque una pequeña cantidad y sumérjase en un puro momento de placer

MASA DE GALLETA

Ingredientes

180 g de harina

60 g de mantequilla blanda

50 g de azúcar glass (muy importante)

40 g de almendras molidas

1 cucharadita de cacao y 1 huevo

Preparación

Pesar en un bol la harina, la almendra en polvo, el azúcar glass y una cucharadita rasa de cacao amargo (que se puede reemplazar según el gusto por vainilla en polvo o especias para pan de jengibre)

Vierta los ingredientes secos en una licuadora con un cuchillo.

Agrega la mantequilla blanda a temperatura ambiente, cortada en cubos pequeños.

Ponga en marcha el robot hasta obtener una "arena" para que la mantequilla quede bien distribuida en el aparato.

Luego agregue un huevo entero. ¡Empieza de nuevo y salta la bola de masa que se hace sola!

Coloca la bola de masa envuelta en film transparente en el frigorífico durante al menos media hora antes de trabajarla.

Para trabajarlo, enharine la superficie de trabajo y luego extiéndalo hasta un grosor de aproximadamente 2-3 mm. Luego, corte las formas deseadas con un cortador de galletas.

Coloque con cuidado las galletas en una hoja de papel para hornear colocada en una bandeja para hornear. Hornee cada lote uno tras otro durante 11 minutos en un horno precalentado a 180 ° C (Th. 6). Las proporciones dadas aquí le permiten hacer 3 lotes de galletas.

Para hacer galletas de mermelada, corte la masa redonda con un cortador de galletas. Uno lleno y el otro (el de arriba) cortado, coloque mermelada en el de abajo y azúcar glas en el de arriba antes de colocarlo sobre la mermelada.

Aquí hay un árbol de Navidad vidriado, si no tienes cuentas de azúcar de colores. Puede usar un cortador de galletas pequeño para hacer estrellas en la masa cruda y luego cocinarlas para pegarlas en el árbol de Navidad congelado. Coloque el glaseado e inmediatamente las decoraciones de la masa para que se peguen bien.

El muñeco de nieve derretido: en una galleta redonda haz un glaseado al azar y coloca un malvavisco en forma de emoticón de sorpresa. Coloque tres puntos de colores para representar los botones. Luego deje que el glaseado se seque (durante la noche) y luego dibuje los brazos con una línea de chocolate derretido o como aquí con un marcador de alimentos.

Para hacer guirnaldas en un árbol de Navidad, deje caer una pizca de glaseado y luego voltee inmediatamente la galleta en un plato pequeño lleno de canicas de colores. Luego, dé la vuelta a la galleta, golpee suavemente para eliminar el desbordamiento y déjela secar durante la noche.

¡PASTEL BUNDT DE NUECES!

Ingredientes: PASTEL

3 tazas de harina de almendras

1/3 taza de harina de coco

1/4 taza de proteína de suero en polvo sin sabor

1 cucharada de levadura en polvo

1/2 cucharadita de sal

12 cucharadas de mantequilla ablandada

1 taza de edulcorante

6 huevos grandes a temperatura ambiente

1 cucharada de melaza (opcional)

1 cucharadita de extracto de caramelo (o vainilla)

1 a 1 1/2 tazas de leche de almendras sin azúcar

1 taza de nueces tostadas picadas

Glaceado

3 cucharadas de mantequilla 1 cucharadita de melaza

6 cucharadas de edulcorante en polvo

1/4 cucharadita de extracto de caramelo

1 cucharada de crema batida

1/2 taza de nueces tostadas

Preparación: PASTEL

Precaliente el horno a 160 ° C y engrase bien una sartén. En un tazón mediano, mezcle la harina de almendras, la harina de coco, la proteína en polvo, el polvo de hornear y la sal.

En un tazón grande, bata la mantequilla con el edulcorante durante unos 3 minutos. Agrega los huevos uno a uno, raspando los lados del bol. Agregue la melaza y extraiga.

Agrega la mezcla de harina de almendras en dos adiciones, alternando con media taza de leche de almendras. Agrega más leche de almendras si tu masa está muy firme y espesa. Agrega las nueces.

Coloque la masa en la sartén preparada y alise la parte superior. Hornee, de 50 a 60 minutos, hasta que la torta esté dorada y la parte superior firme al tacto. Un cuchillo insertado en el centro debe salir limpio. Retire y deje enfriar en la olla durante 15 minutos, luego transfiera a una rejilla para enfriar por completo.

Glaceado

En una cacerola pequeña a fuego lento, derrita la mantequilla con la melaza, revolviendo hasta que quede suave.

Retirar del fuego y agregar el edulcorante en polvo, el extracto de caramelo y la nata montada. Rocíe sobre el pastel enfriado.

Espolvorea la parte superior del pastel de nueces.

Mousse de chocolate keto (Postre)

Ingredientes

60 g chocolate negro (90% cacao), en trozos

3 1/2 cucharadas manteca sin sal

4 huevos de gran tamaño

1 pizca sal

1/4 cucharadita   canela en polvo

1 pizca pimienta de cayena

1/2 cucharadita   edulcorante

Preparación

Derrita la mantequilla y el chocolate en el microondas en un tazón grande. Guardar.

Separa las claras de las yemas. Agrega las yemas al bol, junto con las especias y el edulcorante. Incorporar bien, utilizando un batidor. En otro bol, bata las claras a nieve con una pizca de sal.

Incorpora las claras a la preparación con ayuda de una espátula, revolviendo suavemente.

Distribuir en tazas y refrigerar durante al menos 3 horas antes de servir.

POSTRES

GALLETAS DE CHOCOLATE

- 150 g de chocolate negro

- 75 g de margarina vegetal

- 75 g de azúcar de coco

- 75 g de harina

- 25 g de maicena

- 1/2 sobre de levadura (5g)

- 3 cucharadas. leche vegetal (tu elección)

- Precalentar el horno a 150 °.

- Colocar en un bol la margarina y 100g de chocolate previamente cortado en trozos. Derretirlo todo.

- Mezclar la masa obtenida y verterla en una ensaladera. Agrega el azúcar y mezcla.

- Luego verter la harina y volver a mezclar.

- Disolver el almidón con la leche vegetal y la levadura. Agréguelo a la preparación.

- En los 50g restantes de chocolate, cortar trozos de pepitas con un cuchillo. Mézclalos con la masa.

- Coloque una hoja de papel para hornear en una bandeja para hornear. Agrega el equivalente a una cucharadita redondeada de la masa. Aplanar un poco (no demasiado porque las galletas se expandirán durante la cocción). Repetir la operación hasta que se acabe la masa, dejando todavía 3 o 4 cm entre cada montoncito.

- Hornee durante unos 10 minutos.

PASTEL DE CALABAZA

- 750 g de calabaza

- 250 g de azúcar de coco

- 200 g de harina

- 1 yogur de soja natural

- 1 C. maicena

- 1 C. cucharada de aceite vegetal

- 150 g de almendras molidas

- 1 C. canela

- Hervir el agua.

- Pelar y sembrar la calabaza. Córtelo en un cubo grueso y cocine en agua durante 20 minutos.

- Precalentar el horno a 200 °.

- Escurrir la calabaza, ponerla en una ensaladera y triturar con un tenedor.

- Añadir el azúcar, un poco de harina, maicena y almendra en polvo. Mezclar y agregar el yogur y el aceite. Vierta el resto de la harina y la canela y mezcle bien.

- Verter en un molde y hornear en el horno durante 40min.

FOCACCIA DE TOMATE CON CEREZAS

Masa:

400g de harina

1 sobre de 7 g de levadura de pan deshidratada

6 cl de aceite de oliva

30 cl de agua tibia

1 cuchara cucharadita de sal para

Cobertura:

300 g de tomates cherry

1 manojo pequeño de albahaca

sal y Aceite de oliva

Preparación:

- Preparación de la masa:

Combine la harina, el polvo de hornear y la sal en un bol.

Formar un pozo y agregar agua tibia al centro, mezclar con una cuchara de madera.

Agregue aceite de oliva y amase a mano durante 4 a 5 minutos.

Cubrir con un paño y dejar reposar durante 30 min en un lugar cálido (alrededor de 25 ° C).

Preparación de la Focaccia:

Cuando la masa haya subido bien, desgasificarla, extender la masa con las manos en un disco grueso o una salchicha grande aplastada, sobre una bandeja para hornear antiadherente (o una bandeja para hornear bien engrasada).

Extienda los tomates cherry uniformemente sobre la masa, presionándolos ligeramente.

Cubrir con un paño y dejar reposar nuevamente durante 1h30 a 2h en un lugar cálido.

Pasada una hora, cuando la focaccia esté bien hinchada, rociar con un buen chorrito de aceite de oliva. Espolvorear con un poco de flor de sal.

Poner en un horno precalentado a 230 ° C, agregar un recipiente con agua al horno (para obtener una masa muy suave).

Dejar cocer unos 15 minutos. (cuidado con la cocción, no debe dorarse).

Fuera del horno, picar la albahaca y luego extenderla sobre la focaccia aún caliente.

Rocíe con un chorrito de aceite de oliva.

Sirva caliente con una gran porción de ensalada.

HUEVOS REVUELTOS POR LA NOCHE

Ingredientes:

1 bloque de tofu con hierbas,

1 tomate,

1 puñado de hojas de espinaca, sal, pimienta,

1/2 cucharada de aceite de coco,

4 pizcas de especia amarilla Raz El Hanout, o cualquier especia que te guste (el color debe ser amarillo)

Calentar el aceite de coco en una sartén a fuego medio,

Romper y desmenuzar el tofu en trozos y calentarlos a fuego medio durante 5 a 7 minutos. Los trozos no deben ser demasiado pequeños ni demasiado grandes para que se cocinen de manera uniforme. Añadir pizcas de la especia y mezclar hasta que todos los trozos se pongan amarillos. Dejar cocer unos minutos y añadir sal y pimienta,

Agrega los tomates y las hojas de espinaca,

Los "huevos" están listos una vez que las hojas de espinaca estén cocidas y se hayan reducido de tamaño, sírvalas calientes

PASTEL DE LIMÓN

- 2 yogures de soja

- 200 g de harina (aquí T45)

- 150 g de azúcar de flor de coco

- 1 sobre de levadura (11g)

- 1 pizca de bicarbonato de sodio

- 50 g de aceite de girasol

- el jugo de 1 limón

- la ralladura de 2 limones sin tratar Precalentar el horno a 180 ° c.

Ponga en un bol todos los ingredientes: los 200g de harina, 150g de azúcar, 1 sobre de levadura, la pizca de bicarbonato de sodio, los 2 yogures de soja, los 50g de aceite de girasol, la ralladura de 2 limones y el zumo de un limón y mezclar con una batidora eléctrica. Cuando la mezcla esté homogénea, engrasar un molde de bizcocho, verter y hornear durante 40 minutos a 180 ° C.

Mire la cocción y cubra con papel de aluminio hacia el final, ¡la torta tiende a dorarse bastante rápido!

El bizcocho está cocido cuando la hoja del cuchillo sale limpia.

Cuidado, un pedazo de pastel cuenta como un frenesí J

FLAN VEGANO CON ZARZAMORAS

Ingredientes:

20 g de harina de trigo T65 o harina de arroz integral

20 g de harina de chufa o almendra en polvo 40 g de maicena

40 g de azúcar light o integral 1 pizca de sal

1 C. café líquido o vainilla molida 250 ml de leche vegetal de su elección

150 g de moras, lavadas

1 buena cucharada de puré de almendras blancas (opcional)

Precalienta tu horno a 180 ° (espesor 5/6). Combine todos los ingredientes en un bol, en el orden indicado, y mezcle bien con un batidor. Verter la preparación en un molde de 18 cm de diámetro, ligeramente aceitado.

Hornea por 35 minutos.

Deje enfriar antes de comer.

Printed in Great Britain
by Amazon

55672030R00088